图表式腧穴

速查速记手册

主　审　朱文增

主　编　邬光福　李少红　王星博

山东科学技术出版社

·济南·

图书在版编目（CIP）数据

图表式腧穴速查速记手册/郎光福，李少红，王星博主编. -- 济南：山东科学技术出版社，2018.11
（2025.1 重印）
ISBN 978-7-5331-9466-6

Ⅰ.①图…　Ⅱ.①郎…　②李…　③王…　Ⅲ.①俞穴（五腧）—手册　Ⅳ.① R224.2-62

中国版本图书馆 CIP 数据核字 (2018) 第 058566 号

图表式腧穴速查速记手册
TUBIAOSHI SHUXUE SUCHA SUJI SHOUCE

责任编辑：马　祥
装帧设计：孙非羽

主管单位：山东出版传媒股份有限公司
出 版 者：山东科学技术出版社
　　　　　地址：济南市市中区舜耕路 517 号
　　　　　邮编：250003　电话：（0531）82098088
　　　　　网址：www.lkj.com.cn
　　　　　电子邮件：sdkj@sdcbcm.com
发 行 者：山东科学技术出版社
　　　　　地址：济南市市中区舜耕路 517 号
　　　　　邮编：250003　电话：（0531）82098067
印 刷 者：北京兰星球彩色印刷有限公司
　　　　　地址：北京市海淀区亮甲店 1 号
　　　　　邮编：100020　电话：（010）58411596

规格：32 开（108 mm×184 mm）
印张：7　字数：134 千
版次：2018 年 11 月第 1 版　印次：2025 年 1 月第 2 次印刷
定价：29.80 元

编写说明

　　熟记每一个腧穴的具体定位是每一位中医学子或临床一线医生必须掌握的最基本的技能。但对于大部分初学者，尤其是非专攻针灸推拿学的人而言，要记住几百个穴位实属难事。市场上常见的腧穴歌诀和图谱虽各有千秋，但还是缺少从各个角度对腧穴进行分类分析、总结、加强记忆的特色图书。为此，我们特推出本书，以期能够帮到每一位读者。

　　本书腧穴定位均采用《腧穴名称与定位》(GB/T12346-2006)，全书分为七章：第一章介绍腧穴定位的基本知识，包括常用的骨度分寸、体表标志、取穴体位、基准穴、腧穴流注顺序等内容；第二章按照十四经经络循行的顺序列表说明每一条经络的具体腧穴定位、主治、刺法及注意事项；第三章按照不同解剖位置对经外奇穴和十四经腧穴的具体定位进行分类介绍；第四章以歌诀为引，按照特定穴方式分类介绍每一类腧穴的具体定位；第五章按照特殊连线、赤白肉际、指/趾蹼缘、身体中心、筋肉之间、动脉相关、易混穴等分类方法协助记忆相关腧穴定位；第六章按照腧穴名称的汉字检索方式，分别介绍同名穴和含某一汉字的腧穴；附录部分精选简单易记的腧穴歌诀，为临床与备考者必背。书中★标出临床常用的 80 个穴位，可供初学者及规培医生参考学习。

　　本书的特色就是以表格的形式从各个角度、全方位、分层次地介绍每个腧穴的具体定位，先总后分，横向对比，纵向分析，以不同的分类方法由浅入深地协助读者牢记每一个腧穴定位。最后的腧穴歌诀也是按照由短到长、由易到难的方式编排，符合大部分读者的读书习惯和记忆规律。

本书适用于想自学针灸推拿的中医爱好者、确有专长者、中医院校师生以及临床医务工作者。本书短小精悍，是急切需要牢记腧穴定位的备考人员的必备参考书。

由于编者水平有限，不足之处在所难免，恳请读者在使用过程中批评指正。

编者

2018 年 10 月

目　录

第一章　腧穴定位之基本知识 ………………… 1

一、常用骨度分寸表 …………………… 1

二、常用方位与体表标志 ……………… 3

三、常用取穴体位 ……………………… 5

四、基准穴(22 穴) ……………………… 6

五、十四经腧穴 ………………………… 8

第二章　腧穴定位之按经定位 ……… 15

一、任脉(24 穴) ……………………… 15

二、督脉(29 穴) ……………………… 21

三、手太阴肺经(11 穴) ……………… 28

四、手阳明大肠经(20 穴) …………… 32

五、足阳明胃经(45 穴) ……………… 37

六、足太阴脾经(21 穴) ……………… 47

七、手少阴心经(9 穴) ………………… 53

八、手太阳小肠经(19 穴) …………… 56

九、足太阳膀胱经(67 穴) …………… 61

十、足少阴肾经(27 穴) ……………… 75

十一、手厥阴心包经(9 穴) …………… 81

十二、手少阳三焦经(23 穴) ………… 85

十三、足少阳胆经(44 穴) …………… 90

十四、足厥阴肝经(14 穴) …………… 100

第三章 腧穴定位之分部位取穴 ················ 104

  一、经外奇穴分部定位 ················ 104

  二、十四经分部定位 ················ 111

第四章 腧穴定位之特定穴 ················ 142

  一、五输穴、原络穴、郄穴、募穴、下合穴 ···· 142

  二、五输穴 ················ 143

  三、十二经原穴 ················ 147

  四、十五络穴 ················ 148

  五、十六郄穴 ················ 150

  六、十二募穴 ················ 151

  七、八会穴 ················ 152

  八、八脉交会穴 ················ 153

  九、下合穴 ················ 154

第五章 腧穴定位之特殊分类 ················ 155

  一、特殊连线 ················ 155

  二、赤白肉际 ················ 157

  三、指/趾蹼缘 ················ 158

  四、身体中心 ················ 158

  五、筋肉之间 ················ 160

  六、与动脉相关 ················ 162

  七、易混穴 ················ 163

第六章 腧穴定位之按汉字名称检索 ········ 165

  一、同名穴 ················ 165

  二、含某字腧穴归类 ················ 168

附录　常用歌赋 …………………………………… 204

一、十二经气血多少歌 ……………………… 204

二、井荥输原经合歌 ………………………… 204

三、十五络穴歌 ……………………………… 205

四、四总穴歌 ………………………………… 205

五、回阳九针歌 ……………………………… 205

六、八会穴歌 ………………………………… 205

七、八脉交会八穴歌 ………………………… 205

八、八脉八穴歌 ……………………………… 206

九、孙思邈十三鬼穴歌 ……………………… 207

十、天星十二穴并治杂病歌 ………………… 207

十一、经穴分寸歌 …………………………… 209

十二、标幽赋 ………………………………… 214

第一章　腧穴定位之基本知识

一、常用骨度分寸表

头颈部	前发际正中→后发际正中	12 寸	直寸
	眉间(印堂)→前发际正中	3 寸	直寸
	后发际正中→大椎穴	3 寸	直寸
	两额角发际(头维)之间	9 寸	横寸
	耳后两乳突(完骨)之间	9 寸	横寸
胸腹胁肋部	胸骨上窝(天突)→剑胸结合中点(歧骨)	9 寸	直寸
	剑胸结合中点(歧骨)→脐中	8 寸	直寸
	脐中→耻骨联合上缘(曲骨)	5 寸	直寸
	腋下→季肋(左右侧肋弓最低点)	12 寸	直寸
	季肋→髀枢(股骨大转子)	9 寸	直寸
	两乳头之间/两锁骨中线之间/两腹直肌之间	8 寸	横寸
	耻骨(横骨)长度	8 寸	横寸
	两肩胛骨喙突内侧缘之间	12 寸	横寸
背部	肩胛骨内侧缘→后正中线	3 寸	横寸
	大椎下→尾骶	21 椎	

（续表）

上肢	腋前纹头→肘横纹（腋后纹头→尺骨鹰嘴）	9寸	直寸
	肘横纹→腕掌横纹（尺骨鹰嘴→腕背横纹）	12寸	直寸
下肢部	耻骨联合上缘→髌底	18寸	直寸
	髌底→髌尖	2寸	直寸
	髌尖→内踝尖（膝中→平内踝尖）	15寸	直寸
	胫骨内侧髁下（阴陵泉）→内踝尖	13寸	直寸
	股骨大转子→腘横纹（平髌尖）	19寸	直寸
	臀横纹（臀沟）→腘横纹	14寸	直寸
	腘横纹（平髌尖）→外踝尖	16寸	直寸
	内踝尖→足底	3寸	直寸
同身寸	横指同身寸（一夫法）	被取穴者手四指并拢，以其中指中节横纹为准，其四指的宽度作为3寸；多用于腹背下肢	
	拇指同身寸	以被取穴者拇指的指间关节的宽度作为1寸	
	中指同身寸	以被取穴者的中指中节桡侧两端纹头（拇指、中指屈曲成环形）之间的距离作为1寸	

二、常用方位与体表标志

方位	内侧与外侧	近于正中面者为内,远于正中面者为外。在描述前臂时,相同的概念用"尺侧""桡侧"表示
	上与下	分别指靠近身体的上端与下端
	前与后	距身体腹面近者为前,距身体背面近者为后
	近、远侧［端］	距四肢根部近者为近侧［端］,距四肢根部远者为远侧［端］
活动标志	耳门、听宫、听会:张口时耳屏前缘出现的凹陷处取穴	
	下关:闭口时出现的凹陷处取穴	
	曲池:屈肘时横纹头取穴	
	阳溪:拇指翘起时,拇长、拇短伸肌腱之间的凹陷处取穴	
	肩髃、肩髎:上臂外展至水平位时,肩峰与肱骨粗隆间凹陷处取穴	
	养老:正坐屈肘,掌心向胸,尺骨小头桡侧骨缝中取穴	
其他标志	列缺:两手伸开,于虎口交叉,当食指端处取穴	
	劳宫:半握拳,当中指端所指处取穴	
	风市:两手自然下垂,于中指端处取穴	
	章门:垂肩屈肘于平肘尖处取穴	
	百会:两耳尖直上连线中点处取穴	

（续表）

常用解剖标志名词	前、后发际正中	头部有发部位的前缘、后缘正中
	额角发际	前发际额部曲角处
	眉间	两眉头之间的中点
	耳尖	在耳向前折时耳的最高点处
	腋前、后纹头	腋窝皱襞前端、后端
	腋窝正中央	腋窝的中点
	肘横纹	屈肘90°时肘窝处横纹
	赤白肉际	手掌、手背皮肤移行处；足底、足背皮肤移行处
	甲根角	指甲或趾甲侧缘和甲体基底缘所形成的夹角
	肘横纹	与肱骨内上髁、外上髁连线相平
	腘横纹	腘窝处横纹
	内、外踝尖	内踝、外踝最凸起处
	腕掌侧远端横纹	与豌豆骨上缘、桡骨茎突尖下连线相平
	腕背侧远端横纹	与豌豆骨上缘、桡骨茎突尖下连线相平
	骶管裂孔	取尾骨上方左右的骶角，与两骶角平齐的后正中线上/横平臀横纹（臀沟）深部
第2肋		与胸骨角水平；锁骨下可触及的肋骨即第2肋
第4肋间隙		男性乳头平第4肋间隙

（续表）

第 7 颈椎棘突	俯首,颈后隆起的最高点,且能随头的旋转而转动者
第 2 胸椎棘突	直立,两手下垂时,两肩胛骨上角连线与后正中线交点处
第 3 胸椎棘突	直立,两手下垂时,两肩胛冈内侧端连线与后正中线交点处
第 7 胸椎棘突	直立,两手下垂时,两肩胛骨下角连线与后正中线交点处
第 12 胸椎棘突	直立,两手下垂时,横平两肩胛下角与两髂嵴最高点连线的中点处
第 2 腰椎棘突	直立,两手下垂时,横平第 12 肋骨游离端
第 4 腰椎棘突	两髂嵴最高点连线与后正中线的交点处
第 2 骶椎	两髂后上棘连线与后正中线的交点

三、常用取穴体位

标准解剖学体位	身体直立,两眼平视前方,两足并拢,足尖向前,上肢下垂于躯干两侧,掌心向前
前头、面部及前颈部	常取仰卧位或仰靠坐位
侧头、侧面及侧颈部	常取侧卧位或侧伏位,或正坐位
后头、颈项及上背部	常取俯伏位,或俯卧位
后背中下部	常取俯卧位或俯伏位
腰骶部	常取俯卧位
胸部及上腹部	常取仰卧位或仰靠位
下腹部	常取仰卧位

（续表）

侧胸、胁部及胯部	常取侧卧位
肩部	常取侧卧位或正坐垂肩位，或臂外展位
腰、骶、肩胛及上肢外侧穴	常取侧卧位或横肱俯伏坐位，或两手按膝部平坐位
上肢内侧、手掌面穴	常取伸臂仰掌位，或仰掌位，或仰卧位
大肠经前臂穴	常取横肱屈肘位，或侧掌位
三焦经前臂、手背穴	常取俯掌位
下肢内侧、前侧穴	常取正坐屈膝位，或仰卧位
下肢外侧穴	常取正坐屈膝位，或侧卧位
臀部外侧穴	常取侧卧位
大腿后侧穴	常取俯卧位
小腿后侧及足跟部穴	常取俯卧位或正坐垂足位
足部穴	常取仰卧位或正坐垂足位

四、基准穴（22 穴）

尺泽	在肘区，肘横纹上，肱二头肌腱桡侧缘凹陷中
太渊	在腕前区，桡骨茎突与舟状骨之间，拇长展肌腱尺侧凹陷中
阳溪	在腕区，腕背侧远端横纹桡侧，桡骨茎突远端，解剖学"鼻烟窝"凹陷中
曲池	在肘区，尺泽与肱骨外上髁连线的中点处
肩髃	在三角肌区，肩峰外侧缘前端与肱骨大结节两骨间凹陷中

（续表）

头维	在头部,额角发际直上 0.5 寸,头正中线旁开 4.5 寸
气冲	在腹股沟区,耻骨联合上缘,前正中线旁开 2 寸,动脉搏动处
梁丘	在股前区,髌底上 2 寸,股外侧肌与股直肌肌腱之间
阴陵泉	在小腿内侧,胫骨内侧髁下缘与胫骨内侧缘之间的凹陷中
冲门	在腹股沟区,腹股沟斜纹中,髂外动脉搏动处的外侧
昆仑	在踝区,外踝尖与跟腱之间的凹陷中
犊鼻	在膝前区,髌韧带外侧凹陷中
解溪	在踝区,踝关节前面中央凹陷中,当姆长伸肌腱与趾长伸肌腱之间
太溪	在踝区,内踝尖与跟腱之间的凹陷中
翳风	在颈部,耳垂后方,乳突下端前方凹陷中
角孙	在头部,耳尖正对发际处
曲鬓	在头部,耳前鬓角发际后缘与耳尖水平线的交点处
天冲	在头部,耳根后缘直上,入发际 2 寸
完骨	在头部,耳后乳突的后下方凹陷中
风池	在颈后区,枕骨之下,胸锁乳突肌上端与斜方肌上端之间的凹陷中
百会	在头部,前发际正中直上 5 寸
肘尖	在肘后区,尺骨鹰嘴的尖端

五、十四经腧穴

任　脉：会阴→曲骨→中极→关元→石门→气海→阴
交→神阙→水分→下脘→建里→中脘→上脘
→巨阙→鸠尾→中庭→膻中→玉堂→紫宫→
华盖→璇玑→天突→廉泉→承浆(24穴)

督　脉：长强→腰俞→腰阳关→命门→悬枢→脊中→
中枢→筋缩→至阳→灵台→神道→身柱→
陶道→大椎→哑门→风府→脑户→强间→后
顶→百会→前顶→囟会→上星→神庭→素髎
→水沟→兑端→龈交→印堂(29穴)

肺　经：中府→云门→天府→侠白→尺泽→孔最→列
缺→经渠→太渊→鱼际→少商(11穴)

大肠经：商阳→二间→三间→合谷→阳溪→偏历→温
溜→下廉→上廉→手三里→曲池→肘髎→手
五里→臂臑→肩髃→巨骨→天鼎→扶突→口
禾髎→迎香(20穴)

胃　经：承泣→四白→巨髎→地仓→大迎→颊车→下
关→头维→人迎→水突→气舍→缺盆→气户
→库房→屋翳→膺窗→乳中→乳根→不容→
承满→梁门→关门→太乙→滑肉门→天枢→
外陵→大巨→水道→归来→气冲→髀关→伏
兔→阴市→梁丘→犊鼻→足三里→上巨虚→
条口→下巨虚→丰隆→解溪→冲阳→陷谷→
内庭→厉兑(45穴)

脾　经：隐白→大都→太白→公孙→商丘→三阴交→
漏谷→地机→阴陵泉→血海→箕门→冲门→
府舍→腹结→大横→腹哀→食窦→天溪→胸

乡→周荣→大包(21 穴)

心　经:极泉→青灵→少海→灵道→通里→阴郄→神门→少府→少冲(9 穴)

小肠经:少泽→前谷→后溪→腕骨→阳谷→养老→支正→小海→肩贞→臑俞→天宗→秉风→曲垣→肩外俞→肩中俞→天窗→天容→颧髎→听宫(19 穴)

膀胱经:睛明→攒竹→眉冲→曲差→五处→承光→通天→络却→玉枕→天柱→大杼→风门→肺俞→厥阴俞→心俞→督俞→膈俞→肝俞→胆俞→脾俞→胃俞→三焦俞→肾俞→气海俞→大肠俞→关元俞→小肠俞→膀胱俞→中膂俞→白环俞→上髎→次髎→中髎→下髎→会阳→承扶→殷门→浮郄→委阳→委中→附分→魄户→膏肓→神堂→谚语→膈关→魂门→阳纲→意舍→胃仓→肓门→志室→胞肓→秩边→合阳→承筋→承山→飞扬→跗阳→昆仑→仆参→申脉→金门→束骨→足通谷→至阴(67 穴)

肾　经:涌泉→然谷→太溪→大钟→水泉→照海→复溜→交信→筑宾→阴谷→横骨→大赫→气穴→四满→中注→肓俞→商曲→石关→阴都→腹通谷→幽门→步廊→神封→灵墟→神藏→或中→俞府(27 穴)

心包经:天池→天泉→曲泽→郄门→间使→内关→大陵→劳宫→中冲(9 穴)

三焦经:关冲→液门→中渚→阳池→外关→支沟→会宗→三阳络→四渎→天井→清泠渊→消泺→

臑会→肩髎→天髎→天牖→翳风→瘈脉→颅息→角孙→耳门→耳和髎→丝竹空（23 穴）

胆　经：瞳子髎→听会→上关→颔厌→悬颅→悬厘→曲鬓→率谷→天冲→浮白→头窍阴→完骨→本神→阳白→头临泣→目窗→正营→承灵→脑空→风池→肩井→渊腋→辄筋→日月→京门→带脉→五枢→维道→居髎→环跳→风市→中渎→膝阳关→阳陵泉→阳交→外丘→光明→阳辅→悬钟→丘墟→足临泣→地五会→侠溪→足窍阴（44 穴）

肝　经：大敦→行间→太冲→中封→蠡沟→中都→膝关→曲泉→阴包→足五里→阴廉→急脉→章门→期门（14 穴）

附:

1. 十二经循行交接歌 肺大胃脾心小肠,胱肾包焦胆肝乡。

2. 巧记经络穴位数

经脉数量: 十二正经 + 奇经八脉 = 20。

任脉: 一年 12 个月,24 个节气,为 24 穴。单穴。

督脉: 天上有 28 星宿,为 28 穴(新版加印堂为 29 穴)。单穴。

心经、心包经: 心为"君主之官",穴数为至尊数,均为 9 穴。双穴。

肺经: 穴数为 20 − 9 = 11(这里的"20"可理解为经脉数量),为 11 穴。双穴。

手三阴经穴数可联想为"119"或"911"。均为双穴。

大肠经: 穴数与经脉数量相同,为 20 穴。双穴。

小肠经: 小肠之"小"相对于大肠而言,故穴数稍少,为 19 穴。双穴。

三焦经: 经络名称含"三",为 23 穴。双穴。

足三阳经只需要记住数字"4,5,6,7"。

胃经、膀胱经: "4567",足阳明胃经 45 穴,足太阳膀胱经 67 穴。双穴。

胆经: 因三阳 阳明 > 太阳 > 少阳,所以足三阳经胆经穴数为最少,为 44 穴。

足三阴经只需要记住三组数字"37,27,27"

脾经: 脾气大者一向"不管三七二十一",21 穴。双穴。

肾经、肝经: 因三阴:太阴 > 少阴 > 厥阴,所以太阴为"37",少阴、厥阴为"27",又厥阴最少,故

为"2×7＝14",所以脾经21穴,肾经27穴,肝经14穴。均为双穴。(摘自《新概念针灸学》)

十四经穴数:清·李学川《针灸逢源》,52单穴,309双穴,为361穴。围棋棋盘由纵横各19条线组成,19×19形成361个交叉点。围棋的黑白子则可以理解为分别象征了阴、阳经。

3.十二经络穴位歌

任脉	任脉廿四起会阴,曲骨中极关元针,石门气海阴交生,神阙一寸上水分,下脘建里中上脘,巨阙鸠尾步中庭,膻中玉堂连紫宫,华盖璇玑天突逢,廉泉承浆任脉终
督脉	督脉廿八行于脊,长强腰俞阳关密,命门悬枢接脊中,中枢筋缩至阳逸,灵台神道身柱长,陶道大椎平肩列,哑门风府上脑户,强间后顶百会率,前顶囟会下上星,神庭素髎水沟系,兑端开口唇中央,龈交唇内齿缝间(现为29穴)
肺经	手太阴肺十一穴,中府云门天府列,次则侠白下尺泽,又次孔最与列缺,经渠太渊下鱼际,抵指少商如韭叶
大肠经	手阳明穴起商阳,二间三间合谷藏,阳溪偏历历温溜,下廉上廉三里长,曲池肘髎迎五里,臂臑肩髃巨骨起,天鼎扶突接禾髎,终以迎香二十止
胃经	四十五穴足阳明,承泣四白巨髎经,地仓大迎下颊车,下关头维对人迎,水突气舍连缺盆,气户库房屋翳寻,膺窗乳中下乳根,不容承满出梁门,关门太乙滑肉起,天枢外陵大巨里,水道归来达气冲,髀关伏兔走阴市,梁丘犊鼻足三里,上巨虚连条口底,下巨虚上有丰隆,解溪冲阳陷谷同,内庭厉兑阳明穴,大趾次趾之端终

（续表）

脾经	足太阴脾由足踇，隐白先从内侧起，大都太白继公孙，商丘直上三阴交，漏谷地机阴陵泉，血海箕门冲门前，府舍腹结大横上，腹哀食窦天溪连，胸乡周荣大包尽，二十一穴太阴全
心经	手少阴心起极泉，青灵少海灵道全，通里阴郄神门下，少府少冲小指边
小肠经	手太阳小肠经穴，少泽先行小指末，前谷后溪腕骨间，阳谷须同养老列，支正小海上肩贞，臑俞天宗秉风合，曲垣肩外复肩中，天窗循次上天容，此经穴数一十九，还有颧髎入听宫
膀胱经	足太阳经六十七，睛明攒竹曲差参，眉头直上眉冲位，五处承光接通天，络却玉枕天柱边，大杼风门引肺俞，厥阴心督膈肝胆，脾胃三焦肾俞次，气大关小膀中白，上髎次髎中后下，会阳须下尻旁取，还有附分在三行，魄户膏肓与神堂，譩譆膈关魂门当，阳纲意舍及胃仓，肓门志室连胞肓，秩边承扶殷门穴，浮郄相邻是委阳，委中在下合阳去，承筋承山相次长，飞扬跗阳达昆仑，仆参申脉过金门，京骨束骨近通谷，小趾外侧寻至阴
肾经	足少阴肾二十七，涌泉然谷照海出，太溪大钟连水泉，复溜交信筑宾立，阴谷横骨趋大赫，气穴四满中注得，肓俞商曲石关蹲，阴都通谷幽门直，步廊神封出灵墟，神藏彧中俞府毕
心包	心包九穴天池近，天泉曲泽郄门认，间使内关输大陵，劳宫中冲中指尽
三焦经	三焦有穴二十三，关冲液门中渚涵，阳池外关支沟续，会宗三阳络四渎，天井清冷渊消泺，臑会肩髎天髎合，斜上天牖到翳风，瘈脉颅息角孙从，耳门再上耳和髎，丝竹空与胆经交

（续表）

胆经	足少阳经瞳子髎,四十四穴行迢迢,听会上关颔厌集,悬颅悬厘曲鬓翘,率谷天冲浮白次,窍阴完骨本神至,阳白临泣开目窗,正营承灵脑空是,风池肩井渊腋长,辄筋日月京门乡,带脉五枢维道续,居髎环跳市中渎,阳关阳陵复阳交,外丘光明阳辅高,悬钟丘墟足临泣,地五侠溪窍阴闭
肝经	足厥阴经一十四,大敦行间太冲是,中封蠡沟伴中都,膝关曲泉阴包次,五里阴廉上急脉,章门过后期门至

第二章　腧穴定位之按经定位

一、任脉(24 穴)

ＣＶ任脉二四呈,起于会阴承浆停,强壮为主次分段,泌尿生殖作用宏。会阴两阴中间取,曲骨耻骨联合上,中极关元石门穴,每穴相距一寸均,气海脐下一寸半,脐下一寸阴交明,肚脐中央名神阙,脐上诸穴一寸匀,水分下脘与建里,中脘上脘巨阙行,鸠尾歧骨下一寸,中庭剑胸结合中,膻中正在两乳间,玉堂紫宫华盖重,再上一肋璇玑穴,胸骨上窝天突通,廉泉颌下舌骨上,承浆唇下宛宛中

会阴	在会阴区,男性在阴囊根部与肛门连线的中点,女性在大阴唇后联合与肛门连线的中点
	注:胸膝位或侧卧位,在前后二阴中间
	主治:①溺水窒息、昏迷、癫狂痫等急危症、神志病;②小便不利、遗尿、遗精、阴痛、阴痒、脱肛、阴挺、痔疮等前后二阴疾患
	操作:直刺 0.5~1 寸;孕妇慎用
曲骨	在下腹部,耻骨联合上缘,前正中线上
	主治:①小便不利、遗尿等前阴病;②遗精、阳痿、阴囊湿痒等男科病;③月经不调、痛经、赤白带下等妇科病
	操作:直刺 1~1.5 寸,需排尿后进行针刺;孕妇慎用

（续表）

★中极	在下腹部,脐中下 4 寸,前正中线上
	主治:①遗尿、小便不利、癃闭等前阴病;②遗精、阳痿、不育等男科病证;③月经不调、崩漏、阴挺、阴痒、不孕、产后恶露不尽、带下等妇科病
	操作:直刺 1～1.5 寸,需排尿后进行针刺;孕妇慎用
★关元	在下腹部,脐中下 3 寸,前正中线上
	主治:①中风脱证、虚劳冷惫、羸瘦无力等元气虚损病证;②少腹疼痛,疝气;③腹泻、痢疾、脱肛、便血等肠腑病证;④五淋、尿血、尿闭、尿频等前阴病;⑤遗精、阳痿、早泄、白浊等男科病;⑥月经不调、痛经、经闭、崩漏、带下、阴挺、恶露不尽、胞衣不下等妇科病;⑦保健灸常用穴
	操作:直刺 1～1.5 寸,需排尿后进行针刺;多用灸法。孕妇慎用
石门	在下腹部,脐中下 2 寸,前正中线上
	主治:①腹胀、腹泻、痢疾、绕脐疼痛等肠腑病证;②奔豚气,疝气;③水肿,小便不利;④遗精、阳痿等男科病;⑤经闭、带下、崩漏、产后恶露不尽等妇科病证
	操作:直刺 1～1.5 寸;孕妇慎用
★气海	在下腹部,脐中下 1.5 寸,前正中线上
	主治:①虚脱、形体羸瘦、脏气衰惫、乏力等气虚病证;②水谷不化、绕脐疼痛、腹泻、痢疾、便秘等肠腑病证;③小便不利、遗尿等前阴病;④遗精、阳痿;⑤疝气,少腹痛;⑥月经不调、痛经、经闭、崩漏、带下、阴挺、产后恶露不尽、胞衣不下等妇科病;⑦保健灸常用穴
	操作:直刺 1～1.5 寸;多用灸法。孕妇慎用

（续表）

阴交	在下腹部,脐中下1寸,前正中线上
	主治:①腹痛,疝气;②水肿,小便不利;③月经不调、崩漏、带下等妇科病
	操作:直刺1~1.5寸。孕妇慎用
★神阙	在脐区,脐中央
	主治:①虚脱、中风脱证等元阳暴脱;②腹痛、腹胀、腹泻、痢疾、便秘、脱肛等肠腑病证;③水肿,小便不利;④保健灸常用穴
	操作:一般不针,多用艾条灸或艾炷隔盐灸法
水分	在上腹部,脐中上1寸,前正中线上
	主治:①水肿、小便不利等水液输布失常病证;②腹痛、腹泻、反胃吐食等胃肠病
	操作:直刺1~1.5寸;水病多用灸法
下脘	在上腹部,脐中上2寸,前正中线上
	主治:①腹痛、腹胀、腹泻、呕吐、完谷不化、小儿疳积等脾胃病;②痞块
	操作:直刺1~1.5寸
建里	在上腹部,脐中上3寸,前正中线上
	主治:①胃痛、呕吐、食欲不振、腹胀、腹痛等脾胃病;②水肿
	操作:直刺1~1.5寸

（续表）

★中脘	在上腹部,脐中上4寸,前正中线上
	注:剑胸结合与脐中连线的中点处
	主治:①胃痛、腹胀、纳呆、呕吐、吞酸、呃逆、小儿疳积等脾胃病;②黄疸;③癫狂,脏躁
	操作:直刺1~1.5寸
上脘	在上腹部,脐中上5寸,前正中线上
	主治:①胃痛、呕吐、呃逆、腹胀等胃腑病证;②癫痫
	操作:直刺1~1.5寸
巨阙	在上腹部,脐中上6寸,前正中线上
	主治:①癫狂痫;②胸痛,心悸;③呕吐,吞酸
	操作:向下斜刺0.5~1寸;不可深刺,以免伤及肝脏
鸠尾	在上腹部,剑胸结合下1寸,前正中线上
	主治:①癫狂痫;②胸痛;③腹胀,呃逆
	操作:向下斜刺0.5~1寸
中庭	在胸部,剑胸结合中点处,前正中线上
	主治:①胸腹胀满、噎膈、呕吐等胃气上逆病证;②心痛;③梅核气
	操作:平刺0.3~0.5寸
★膻中	在胸部,横平第4肋间隙,前正中线上
	主治:①咳嗽、气喘、胸闷、心痛、噎膈、呃逆等胸中气机不畅病证;②产后乳少、乳痈、乳癖等胸乳病证
	操作:平刺0.3~0.5寸

（续表）

玉堂	在胸部,横平第3肋间隙,前正中线上
	主治:咳嗽、气喘、胸闷、胸痛、乳房胀痛、呕吐等气机不畅病证
	操作:平刺0.3~0.5寸
紫宫	在胸部,横平第2肋间隙,前正中线上
	主治:咳嗽,气喘,胸痛
	操作:平刺0.3~0.5寸
华盖	在胸部,横平第1肋间隙,前正中线上
	主治:咳嗽,气喘,胸痛
	操作:平刺0.3~0.5寸
璇玑	在胸部,胸骨上窝下1寸,前正中线上
	注:在前正中线,天突下1寸
	主治:①咳嗽,气喘,胸痛;②咽喉肿痛;③积食
	操作:平刺0.3~0.5寸
天突	在颈前区,胸骨上窝中央,前正中线上
	注:两侧锁骨中间凹陷中
	主治:①咳嗽、哮喘、胸痛、咽喉肿痛、暴喑等肺系病证;②瘿气、梅核气、噎膈等气机不畅病证
	操作:先直刺0.2~0.3寸。然后将针尖向下,紧靠胸骨柄后方刺入1~1.5寸。必须严格掌握针刺的角度和深度,以防刺伤肺和有关动、静脉

（续表）

廉泉	在颈前区,喉结上方,舌骨上缘凹陷中,前正中线上
	主治:中风失语、暴喑、吞咽困难、舌缓流涎、舌下肿痛、口舌生疮、喉痹等咽喉口舌病证
	操作:向舌根深刺0.5~0.8寸
承浆	在面部,颏唇沟的正中凹陷处
	主治:①口㖞、齿龈肿痛、流涎等口部病证;②暴喑;③癫狂
	操作:斜刺0.3~0.5寸

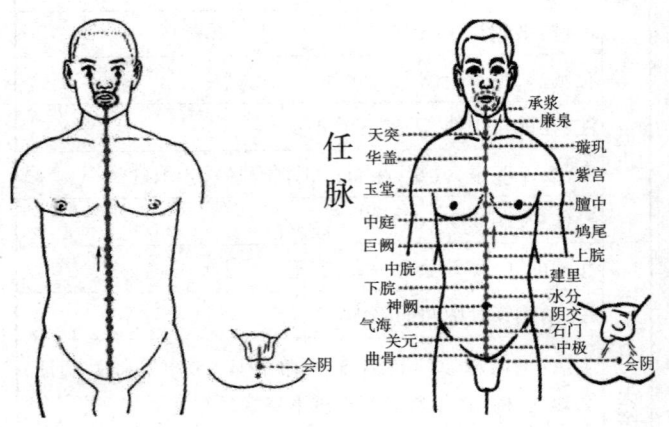

二、督脉(29穴)

GV督脉二九良,起长强止印堂上,脑病为主次分段,急救热病及肛肠,尾骨之端是长强,骶管裂孔取腰俞,十六阳关平髋量,命门十四三悬枢,十一椎下脊中藏,十椎中枢九筋缩,七椎之下乃至阳,六灵台五神道穴,三椎之下身柱藏,陶道一椎之下取,大椎就在一椎上,哑门入发五分处,风府枕下宛中当,粗隆上缘寻脑户,强间户上寸半量,后顶再上一寸半,百会七寸宛中央,前顶囟会俱寸五,上星入发一寸量,神庭五分入发际,素髎鼻尖准头乡,水沟人中沟上取,兑端唇上尖端取,龈交上唇系带藏,眉头之间印堂穴,督脉背头正中行

长强	在会阴区,尾骨下方,尾骨端与肛门连线的中点处
	主治:①腹泻、痢疾、便血、便秘、痔疮、脱肛等肠腑病证;②癫狂痫;③腰脊和尾骶部疼痛
	操作:紧靠尾骨前面斜刺0.8~1寸。不宜直刺,以免伤及直肠
腰俞	在骶区,正对骶管裂孔,后正中线上
	注:臀裂正上方的小凹陷即骶管裂孔
	主治:①月经不调、经闭等月经病;②腰脊强痛,下肢痿痹;③痫证;④腹泻、痢疾、便血、便秘、痔疮、脱肛等肠腑病证
	操作:向上斜刺0.5~1寸
★腰阳关	在脊柱区,第4腰椎棘突下凹陷中,后正中线上
	主治:①腰骶疼痛,下肢痿痹;②月经不调、赤白带下等妇科病证;③遗精、阳痿等男科病证
	操作:直刺或向上斜刺0.5~1寸。多用灸法

（续表）

★命门	在脊柱区,第 2 腰椎棘突下凹陷中,后正中线上
	主治:①腰脊强痛,下肢痿痹;②月经不调、赤白带下、痛经、经闭、不孕等妇科病证;③遗精、阳痿、精冷不育、小便频数等男子肾阳不足病证;④小腹冷痛,腹泻
	操作:直刺或向上斜刺 0.5～1 寸。多用灸法
悬枢	在脊柱区,第 1 腰椎棘突下凹陷中,后正中线上
	注:先定第 12 胸椎棘突,往下 1 个棘突即第 1 腰椎
	主治:①腰脊强痛;②腹胀、腹痛、完谷不化、腹泻、痢疾等胃肠疾患
	操作:直刺或向上斜刺 0.5～1 寸
脊中	在脊柱区,第 11 胸椎棘突下凹陷中,后正中线上
	注:先定第 12 胸椎棘突,往上 1 个棘突即第 11 胸椎
	主治:①癫痫;②黄疸;③腹泻、痢疾、痔疮、脱肛、便血等肠腑病证;④腰脊强痛;⑤小儿疳积
	操作:向上斜刺 0.5～1 寸
中枢	在脊柱区,第 10 胸椎棘突下凹陷中,后正中线上
	注:先定第 12 胸椎棘突,往上 2 个棘突即第 10 胸椎
	主治:①黄疸;②呕吐、腹满、胃痛、食欲不振等脾胃病证;③腰背疼痛
	操作:向上斜刺 0.5～1 寸
筋缩	在脊柱区,第 9 胸椎棘突下凹陷中,后正中线上
	注:从至阳向下 2 个棘突,其下方凹陷中
	主治:①癫狂痫;②抽搐、脊强、四肢不收、筋挛拘急等筋病;③胃痛;④黄疸
	操作:向上斜刺 0.5～1 寸

（续表）

至阳	在脊柱区,第7胸椎棘突下凹陷中,后正中线上
	主治:①黄疸、胸胁胀满等肝胆病证;②咳嗽,气喘;③腰背疼痛,脊强
	操作:向上斜刺0.5~1寸
灵台	在脊柱区,第6胸椎棘突下凹陷中,后正中线上
	注:从至阳向上1个棘突,其上方凹陷中
	主治:①咳嗽,气喘;②脊痛,项强;③疔疮
	操作:向上斜刺0.5~1寸
神道	在脊柱区,第5胸椎棘突下凹陷中,后正中线上
	注:从至阳向上2个棘突,其上方凹陷中
	主治:①心痛、心悸、怔忡等心疾;②失眠、健忘、中风不语、痫证等神志病;③咳嗽,气喘;④腰脊强,肩背痛
	操作:向上斜刺0.5~1寸
身柱	在脊柱区,第3胸椎棘突下凹陷中,后正中线上
	主治:①身热、头痛、咳嗽、气喘等外感病证;②惊厥、癫狂痫等神志病;③腰脊强痛;④疔疮发背
	操作:向上斜刺0.5~1寸
陶道	在脊柱区,第1胸椎棘突下凹陷中,后正中线上
	注:从第7颈椎向下1个棘突,在棘突下凹陷中
	主治:①热病、疟疾、恶寒发热、咳嗽、气喘等外感病证;②骨蒸潮热;③癫狂;④脊强
	操作:向上斜刺0.5~1寸

（续表）

★ 大椎	在脊柱区,第7颈椎棘突下凹陷中,后正中线上	
	主治:①热病、疟疾、恶寒发热、咳嗽、气喘等外感病证;②骨蒸潮热;③癫狂痫证、小儿惊风等神志病;④项强,脊痛;⑤风疹,痤疮	
	操作:向上斜刺0.5~1寸	
哑门	在颈后区,第2颈椎棘突上际凹陷中,后正中线上	
	注1:先定风府,再于风府下0.5寸取本穴 注2:后发际正中直上0.5寸	
	主治:①暴喑,舌缓不语;②癫狂痫、癔症等神志病;③头痛,颈项强痛	
	操作:正坐位,头微前倾,项部放松,向下颌方向缓慢刺入0.5~1寸;不可向上深刺,以免刺入枕骨大孔,伤及延髓	
风府	在颈后区,枕外隆凸直下,两侧斜方肌之间凹陷中	
	注:正坐,头稍仰,使项部斜方肌松弛,从项后发际正中上推至枕骨而止即是本穴	
	主治:①中风、癫狂痫、癔症等内风为患的神志病证;②头痛、眩晕、颈项强痛、咽喉肿痛、失音、目痛、鼻衄等头颈、五官病证	
	操作:正坐位,头微前倾,项部放松,向下颌方向缓慢刺入0.5~1寸;不可向上深刺,以免刺入枕骨大孔,伤及延髓	
脑户	在头部,枕外隆凸的上缘凹陷中	
	注:后正中线与枕外隆凸的上缘交点处的凹陷中。横平玉枕	
	主治:①头晕,项强;②失音;③癫痫	
	操作:平刺0.5~0.8寸	

（续表）

强间	在头部,后发际正中直上4寸
	注:脑户直上1.5寸凹陷中
	主治:①头痛,目眩,项强;②癫狂
	操作:平刺0.5~0.8寸
后顶	在头部,后发际正中直上5.5寸
	注:百会向后1.5寸处
	主治:①头痛,眩晕;②癫狂痫
	操作:平刺0.5~0.8寸
★百会	在头部,前发际正中直上5寸
	注1:在前、后发际正中连线的中点向前1寸凹陷中 注2:折耳,两耳尖向上连线的中点
	主治:①痴呆、中风、失语、瘛疭、失眠、健忘、癫狂痫证、癔症等神志病;②头痛,眩晕,耳鸣;③脱肛、阴挺、胃下垂、肾下垂等气失固摄而致的下陷性病证
	操作:平刺0.5~0.8寸;升阳举陷可用灸法
前顶	在头部,前发际正中直上3.5寸
	注:百会与囟会连线的中点
	主治:①头痛,眩晕;②鼻渊;③癫狂痫
	操作:平刺0.5~0.8寸
囟会	在头部,前发际正中直上2寸
	主治:①头痛,眩晕;②鼻渊;③癫狂痫
	操作:平刺0.5~0.8寸,小儿前囟未闭者禁针

（续表）

上星	在头部,前发际正中直上1寸
	主治:①鼻渊、鼻衄、头痛、目痛等头面部病;②热病,疟疾;③癫狂
	操作:平刺0.5~0.8寸
★神庭	在头部,前发际正中直上0.5寸
	注:发际不明或变异者,从眉心直上3.5寸处取穴
	主治:①癫狂痫、失眠、惊悸等神志病;②头痛、目眩、目赤、目翳、鼻渊、鼻衄等头面五官病
	操作:平刺0.5~0.8寸
素髎	在面部,鼻尖的正中央
	主治:①昏迷、惊厥、新生儿窒息、休克、呼吸衰竭等急危重症;②鼻渊、鼻衄等鼻病
	操作:向上斜刺0.3~0.5寸;或点刺出血
★水沟	在面部,人中沟的上1/3与中1/3交点处
	主治:①昏迷、晕厥、中风、中暑、休克、呼吸衰竭等急危重症,为急救要穴之一;②癔症、癫狂痫、急慢惊风等神志病;③鼻塞、鼻衄、面肿、口喎、齿痛、牙关紧闭等面鼻口部病证;④闪挫腰痛
	操作:向上斜刺0.3~0.5寸,强刺激,或指甲掐按
兑端	在面部,上唇结节的中点
	主治:①昏迷、晕厥、癫狂、癔症等神志病;②口喎、口噤、口臭、齿痛等口部病证
	操作:向上斜刺0.2~0.3寸

（续表）

龈交	在上唇内,上唇系带与上牙龈的交点
	注:正坐仰头,提起上唇,于上唇系带与牙龈的移行处取穴
	主治:①口喝、口噤、口臭、齿衄、齿痛、鼻衄、面赤颊肿等面口部病证;②痔疮;③癫狂
	操作:向上斜刺0.2~0.3寸;或用三棱针挑刺
★印堂	在头部,两眉毛内侧端中间的凹陷中
	注:左右攒竹连线的中点
	主治:①痴呆、痫证、失眠、健忘等神志病证;②头痛,眩晕;③鼻衄,鼻渊;④小儿惊风,产后血晕,子痫
	操作:提捏局部皮肤,平刺0.3~0.5寸;或用三棱针点刺出血

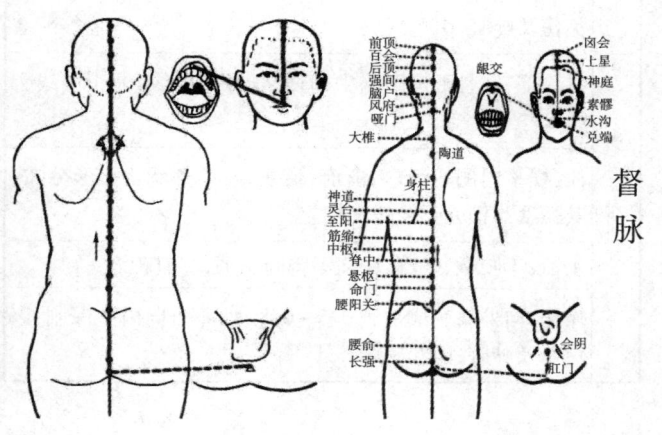

督脉

三、手太阴肺经(11穴)

LU十一是肺经,起于中府少商停,胸肺疾患咳嗽喘,咯血发热咽喉痛。中府乳上数三肋,云门锁骨下窝寻,二穴相差隔一肋,距胸中线六寸平,天府腋下三寸取,侠白府下一寸擒,尺泽肘中肌腱处,孔最腕上七寸凭,列缺交叉食指尽,经渠寸口动脉动,太渊掌后横纹上,鱼际大鱼骨边中,少商穴存大指外,去指甲角韭叶明

中府	在胸部,横平第1肋间隙,锁骨下窝外侧,前正中线旁开6寸
	注:先确定云门,中府即在云门下1寸。横平内侧的库房、或中、华盖,4穴略呈一弧线分布,其弧度与第1肋间隙弧度相应
	主治:①咳嗽、气喘、胸痛等胸肺病证;②肩背痛
	操作:向外斜刺或平刺0.5~0.8寸,不可向内下深刺,以免伤及肺脏,引起气胸
云门	在胸部,锁骨下窝凹陷中,肩胛骨喙突内缘,前正中线旁开6寸
	注:横平内侧的气户、俞府、璇玑,4穴略呈一弧形分布,其弧度与锁骨下缘弧度相应
	主治:①咳嗽、气喘、胸痛等胸肺病证;②肩背痛
	操作:向外斜刺或平刺0.5~0.8寸,不可向内下深刺,以免伤及肺脏,引起气胸

（续表）

天府	在臂前区,腋前纹头下 3 寸,肱二头肌桡侧缘处
	注:肱二头肌外侧沟平腋前纹头处至尺泽连线的上 1/3 与下 2/3 的交界处
	主治:①咳嗽、气喘、鼻衄等肺系病证;②瘿气;③上臂痛
	操作:直刺 0.5 ~ 1 寸
侠白	在臂前区,腋前纹头下 4 寸,肱二头肌桡侧缘处
	主治:①咳嗽、气喘等肺系病证;②心痛,干呕;③上臂痛
	操作:直刺 0.5 ~ 1 寸
★尺泽	在肘区,肘横纹上,肱二头肌腱桡侧缘凹陷中
	注:屈肘,肘横纹上,曲池与曲泽之间,与曲泽相隔一肌腱(肱二头肌腱)
	主治:①咳嗽、气喘、咯血、咽喉肿痛等肺系实热病证;②肘臂挛痛;③急性吐泻、中暑、小儿惊风等急症
	操作:直刺 0.8 ~ 1.2 寸,或点刺出血
孔最	在前臂前区,腕掌侧远端横纹上 7 寸,尺泽与太渊连线上
	注:尺泽下 5 寸,即尺泽与太渊连线的中点上 1 寸
	主治:①鼻衄、咯血、咳嗽、气喘、咽喉肿痛等肺系病证;②肘臂挛痛
	操作:直刺 0.5 ~ 1 寸

（续表）

列缺	在前臂,腕掌侧远端横纹上 1.5 寸,拇短伸肌腱与拇长展肌腱之间,拇长展肌腱沟的凹陷中
	主治:①咳嗽、气喘、咽喉肿痛等肺系病证;②偏正头痛、齿痛、项强痛、口眼㖞斜等头面部病证;③手腕痛
	操作:向上斜刺 0.5 ~ 0.8 寸
经渠	在前臂前区,腕掌侧远端横纹上 1 寸,桡骨茎突与桡动脉之间
	注:太渊上 1 寸,约当腕掌侧近端横纹中
	主治:①咳嗽、气喘、胸痛、咽喉肿痛等肺系病证;②手腕痛
	操作:避开桡动脉,直刺 0.3 ~ 0.5 寸
太渊	在腕前区,桡骨茎突与舟状骨之间,拇长展肌腱尺侧凹陷中
	注:在腕掌侧远端横纹桡侧,桡动脉搏动处
	主治:①咳嗽、气喘等肺系病证;②无脉症;③腕臂痛
	操作:避开桡动脉,直刺 0.3 ~ 0.5 寸
鱼际	在手外侧,第 1 掌骨桡侧中点赤白肉际处
	主治:①咳嗽、咯血、咽干、咽喉肿痛、失音等肺系实热病证;②掌中热;③小儿疳积
	操作:直刺 0.5 ~ 0.8 寸。治小儿疳积可用割治法

（续表）

少商	在手指,拇指末节桡侧,指甲根角侧上方0.1寸(指寸)
	注:拇指桡侧指甲根角侧上方(即沿角平分线方向)0.1寸。相当于沿爪角桡侧画一直线与爪角基底缘水平线交点处取穴
	主治:①咽喉肿痛、鼻衄、高热等肺系实热病证;②昏迷、癫狂等急症
	操作:浅刺0.1寸,或点刺出血

手太阴肺经

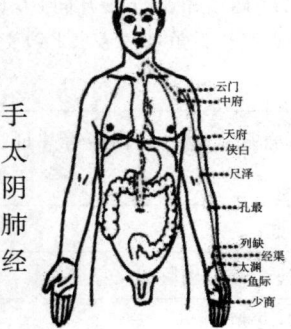

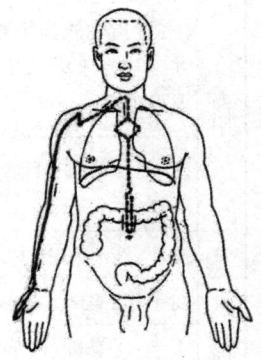

四、手阳明大肠经(20穴)

LI二十手大肠,起于商阳止迎香,头面眼鼻口齿喉,皮肤神热与胃肠,商阳食指桡侧角,二间握拳节前方,三间握拳节后取,合谷虎口歧骨当,阳溪腕上两筋陷,偏历腕上三寸良,温溜腕后上五寸,池前四寸下廉乡,池下三寸上廉穴,三里池下二寸长,曲池尺泽髁中央,肘髎肱骨内廉旁,池上三寸寻五里,臂臑三角肌前缘,肩髃肩峰举臂取,巨骨肩尖骨陷当,天鼎环骨肌后缘,扶突肌中结喉旁,禾髎孔外平水沟,鼻旁唇沟取迎香

商阳	在手指,食指末节桡侧,指甲根角侧上方0.1寸(指寸)
	注:食指桡侧指甲根角侧上方(即沿角平分线方向)0.1寸。相当于沿爪角桡侧画一直线与爪角基底缘水平线交点处取穴
	主治:①齿痛、咽喉肿痛等五官病;②热病、昏迷等热证、急症
	操作:浅刺0.1寸,或点刺出血
二间	在手指,第2掌指关节桡侧远端赤白肉际处
	主治:①鼻衄、齿痛等五官病;②热病
	操作:直刺0.2~0.3寸
三间	在手背,第2掌指关节桡侧近端凹陷中
	主治:①齿痛、咽喉肿痛等五官病;②腹胀、肠鸣等肠腑病证;③嗜睡
	操作:直刺0.3~0.5寸

（续表）

合谷	在手背,第2掌骨桡侧的中点处
	主治:①头痛、目赤肿痛、齿痛、鼻衄、口眼㖞斜、耳聋等头面五官病证;②发热恶寒等外感病证;③热病无汗或多汗;④痛经、经闭、滞产等妇产科病证;⑤各种痛证,为牙拔除术、甲状腺手术等五官及颈部手术针麻常用穴
	操作:直刺0.5~1寸,针刺时手呈半握拳状。孕妇不宜针
阳溪	在腕区,腕背侧远端横纹桡侧,桡骨茎突远端,解剖学"鼻烟窝"凹陷中
	注:手拇指充分外展和后伸时,手背外侧部拇指长伸肌腱与拇指短伸肌腱之间形成一明显的凹陷——解剖学"鼻烟窝",其最凹陷处即本穴
	主治:①头痛、目赤肿痛、耳聋等头面五官病证;②手腕痛
	操作:直刺或斜刺0.5~0.8寸
偏历	在前臂,腕背侧远端横纹上3寸,阳溪与曲池连线上
	注:阳溪与曲池连线的下1/4与下3/4的交点处
	主治:①耳鸣、鼻衄;②手臂酸痛;③腹部胀满;④水肿
	操作:直刺或斜刺0.5~0.8寸
温溜	在前臂,腕背侧远端横纹上5寸,阳溪与曲池连线上
	主治:①急性肠鸣、腹痛等肠腑病证;②疔疮;③头痛、面肿、咽喉肿痛等头面病证;④肩背酸痛
	操作:直刺0.5~1寸

（续表）

下廉	在前臂,肘横纹下 4 寸,阳溪与曲池连线上
	注:阳溪与曲池连线的上 1/3 与下 2/3 的交点处,上廉下一寸
	主治:①肘臂痛;②头痛,眩晕,目痛;③腹胀、腹痛等肠腑病证
	操作:直刺 0.5～1 寸
上廉	在前臂,肘横纹下 3 寸,阳溪与曲池连线上
	主治:①肘臂痛,半身不遂,手臂麻木;②头痛;③肠鸣,腹痛
	操作:直刺 0.5～1 寸
★手三里	在前臂,肘横纹下 2 寸,阳溪与曲池连线上
	主治:①手臂无力,上肢不遂;②腹痛,腹泻;③齿痛,颊肿
	操作:直刺 1～1.5 寸
★曲池	在肘区,尺泽与肱骨外上髁连线的中点处
	注:90°屈肘,肘横纹外侧端外凹陷中;极度屈肘,肘横纹桡侧端凹陷中
	主治:①手臂痹痛,上肢不遂;②热病;③眩晕;④腹痛、吐泻等肠胃病证;⑤咽喉肿痛、齿痛、目赤肿痛等五官热性病证;⑥瘾疹、湿疹、瘰疬等皮外科病证;⑦癫狂
	操作:直刺 1～1.5 寸
肘髎	在肘区,肱骨外上髁上缘,髁上嵴的前缘
	主治:肘臂部疼痛、麻木、挛急等
	操作:直刺 0.5～1 寸
手五里	在臂部,肘横纹上 3 寸,曲池与肩髃连线上
	主治:①肘臂挛痛;②瘰疬
	操作:避开动脉,直刺 0.5～1 寸

（续表）

臂臑	在臂部,曲池上7寸,三角肌前缘处
	注:曲池与肩髃连线上,横平臑会
	主治:①肩臂疼痛不遂、颈项拘挛等痹证;②瘰疬;③目疾
	操作:直刺或向上斜刺0.8～1.5寸
★肩髃	在三角肌区,肩峰外侧缘前端与肱骨大结节两骨间凹陷中
	注:屈臂外展,肩峰外侧缘前后端呈现两个凹陷,前一较深凹陷即本穴,后一凹陷为肩髎
	主治:①肩臂挛痛,上肢不遂;②瘾疹
	操作:直刺或向下斜刺0.8～1.5寸。肩周炎宜向肩关节方向直刺,上肢不遂宜向三角肌方向斜刺
巨骨	在肩胛区,锁骨肩峰端与肩胛冈之间凹陷中
	注:冈上窝外端两骨间凹陷中
	主治:①肘臂挛痛,臂不举;②瘰疬,瘿气
	操作:直刺,微斜向外下方,进针0.5～1寸。直刺不可过深,以免刺入胸腔造成气胸
天鼎	在颈部,横平环状软骨,胸锁乳突肌后缘
	注:扶突直下,横平水突
	主治:①暴喑气哽、咽喉肿痛、吞咽困难等咽喉病证;②瘰疬,瘿气
	操作:直刺0.5～0.8寸
扶突	在胸锁乳突肌区,横平喉结,胸锁乳突肌前、后缘中间
	主治:①咽喉肿痛、暴喑、吞咽困难等咽喉病证;②瘿气,瘰疬;③呃逆;④咳嗽,气喘;⑤颈部手术针麻用穴
	操作:直刺0.5～0.8寸。注意避开颈动脉,不可过深。一般不用电针,以免引起迷走神经中枢反应

（续表）

口禾髎	在面部,横平人中沟上 1/3 与下 2/3 交点,鼻孔外缘直下
	注:水沟旁开 0.5 寸
	主治:①鼻塞、衄血、口㖞、口噤等口鼻部病证
	操作:直刺或斜刺 0.3~0.5 寸
★迎香	在面部,鼻翼外缘中点旁,鼻唇沟中
	主治:①鼻塞、衄血等鼻病;②口㖞、面痒等口面部病证;③胆道蛔虫症
	操作:略向内上方斜刺或平刺 0.3~0.5 寸

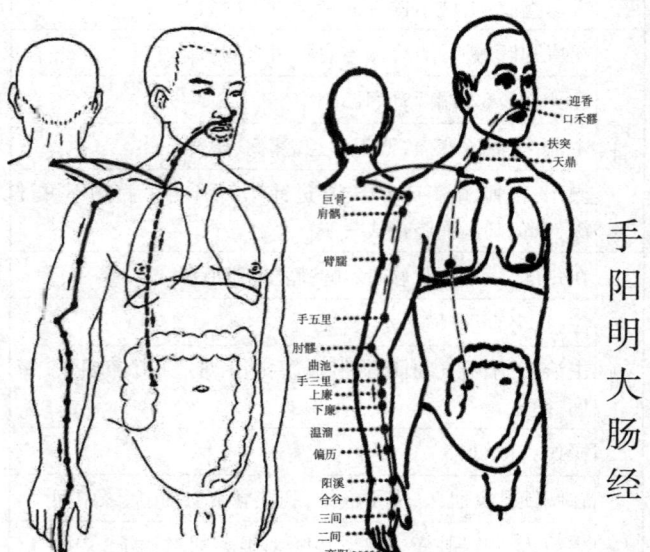

手阳明大肠经

五、足阳明胃经(45 穴)

ST 四五是胃经,起于承泣厉兑停,胃肠血病与神志,头面热病五官病,承泣下眶边缘上,四白穴在眶下孔,巨髎鼻旁直瞳子,地仓吻旁四分灵,大迎肌前动脉处,颊车咬肌高处迎,下关张口骨支起,头维四五旁神庭,人迎结喉旁动脉,水突环骨肌前行,肌间气舍锁骨上,缺盆锁骨上窝中,气户锁下一肋上,相去中线四寸平,库房屋翳膺窗接,都隔一肋乳中停,乳根乳下一肋中,胸部诸穴要记清,不容巨阙旁二寸,其下承满与梁门,关门太乙滑肉门,天枢脐旁二寸平,外陵大巨水道穴,归来气冲曲骨邻,髀关髂下耻骨下,伏兔膝上六寸中,阴市膝上方三寸,梁丘膝上二寸呈,膝外下陷是犊鼻,膝下三寸三里迎,膝下六寸上巨虚,膝下八寸条口行,再下一寸下巨虚,条外一指是丰隆,解溪跗上系鞋处,冲阳跗上动脉凭,陷谷跖趾关节后,次中趾缝寻内庭,厉兑次趾外甲角,四十五穴要记清

承泣	在面部,眼球与眶下缘之间,瞳孔直下
	主治:①眼睑眴动、迎风流泪、夜盲、近视等目疾;②口眼㖞斜,面肌痉挛
	操作:以左手拇指向上轻推眼球,紧靠眶缘缓慢直刺 0.5 ~1.5 寸,不宜提插捻转,以防刺破血管引起血肿。出针时按压针孔片刻,以防出血
四白	在面部,眶下孔处
	主治:①目赤痛痒、眼睑眴动、目翳等眼部病证;②口眼㖞斜、面痛、面肌痉挛等面部病证;③头痛,眩晕
	操作:直刺或微向上斜刺 0.3 ~0.5 寸,不可深刺,以免伤及眼球,不可过度提插捻转

（续表）

巨髎	在面部,横平鼻翼下缘,瞳孔直下
	主治:口角㖞斜、面痛、鼻衄、齿痛、唇颊肿等局部五官病证
	操作:斜刺或平刺0.3~0.5寸
★地仓	在面部,口角旁开0.4寸(指寸)
	注:口角旁,在鼻唇沟或鼻唇沟延长线上
	主治:口角㖞斜、流涎、面痛、齿痛等局部病证
	操作:斜刺或平刺0.5~0.8寸。可向颊车穴透刺
大迎	在面部,下颌角前方,咬肌附着部的前缘凹陷中,面动脉搏动处
	主治:口角㖞斜、颊肿、齿痛等局部病证
	操作:避开动脉,斜刺或平刺0.3~0.5寸
颊车	在面部,下颌角前上方一横指(中指)
	注:沿下颌角角平分线上一横指,闭口咬紧牙时咬肌隆起,放松时按之有凹陷处
	主治:齿痛、牙关不利、颊肿、口角㖞斜等局部病证
	操作:直刺0.3~0.5寸,或平刺0.5~1寸。可向地仓穴透刺
★下关	在面部,颧弓下缘中央与下颌切迹之间凹陷中
	注:闭口,上关直下,颧弓下缘凹陷中
	主治:①牙关不利、面痛、齿痛、口角㖞斜等面口病证;②耳聋、耳鸣、聤耳等耳疾
	操作:直刺0.5~1寸。留针时不可做张口动作,以免弯针、折针

（续表）

★头维	在头部,额角发际直上0.5寸,头正中线旁开4.5寸
	主治:头痛、目眩、目痛等头目病证
	操作:平刺0.5~1寸
人迎	在颈部,横平喉结,胸锁乳突肌前缘,颈总动脉搏动处
	注:取一侧穴,令病人头转向对侧以显露胸锁乳突肌,抗阻力转动时则肌肉显露更明显;胸锁乳突肌前缘处为人迎,后缘为天窗,中间为扶突
	主治:①瘿气,瘰疬;②咽喉肿痛;③高血压;④气喘
	操作:避开颈总动脉,直刺0.3~0.8寸
水突	在颈部,横平环状软骨,胸锁乳突肌前缘
	主治:①咽喉肿痛、失音等咽喉局部病证;②咳嗽,气喘
	操作:直刺0.3~0.8寸
气舍	在胸锁乳突肌区,锁骨上小窝,锁骨胸骨端上缘,胸锁乳突肌胸骨头与锁骨头中间的凹陷中
	注:人迎直下,在锁骨的上缘外
	主治:①咽喉肿痛;②瘿瘤,瘰疬;③气喘,呃逆;④颈项强痛
	操作:直刺0.3~0.5寸。本经气舍至乳根诸穴深部有大动脉及肺、肝等重要脏器,不可深刺
缺盆	在颈外侧区,锁骨上大窝,锁骨上缘凹陷中,前正中线旁开4寸
	主治:①咳嗽、气喘、咽喉肿痛、缺盆中痛等肺系病证;②瘰疬
	操作:直刺或斜刺0.3~0.5寸

（续表）

气户	在胸部,锁骨下缘,前正中线旁开4寸
	主治:咳嗽、气喘、呃逆、胸痛、胸胁支满等胸肺病证
	操作:斜刺或平刺0.5~0.8寸
库房	在胸部,第1肋间隙,前正中线旁开4寸
	主治:咳嗽、气喘、咳唾脓血、胸胁胀痛等胸肺病证
	操作:斜刺或平刺0.5~0.8寸
屋翳	在胸部,第2肋间隙,前正中线旁开4寸
	注:先于胸骨角水平确定第2肋,其下为第2肋间隙;男性可以乳头定第4肋间隙,再向上2肋为第2肋间隙
	主治:①咳嗽、气喘、咳唾脓血、胸胁胀痛等胸肺病证;②乳痈、乳癖等乳疾
	操作:斜刺或平刺0.5~0.8寸
膺窗	在胸部,第3肋间隙,前正中线旁开4寸
	主治:①咳嗽、气喘、胸胁胀痛等胸肺病证;②乳痈
	操作:斜刺或平刺0.5~0.8寸
乳中	在胸部,乳头中央
	主治:①乳痈;②难产
	操作:多用作胸腹部穴的定位标志,一般不做针灸
乳根	在胸部,第5肋间隙,前正中线旁开4寸
	注:男性在乳头下1肋,即乳中线与第5肋间隙的相交处。女性在乳房根部弧线中点处
	主治:①乳痈、乳癖、乳少等乳部疾患;②咳嗽,气喘,呃逆;③胸痛
	操作:斜刺或平刺0.5~0.8寸

（续表）

不容	在上腹部,脐中上6寸,前正中线旁开2寸
	注:巨阙旁开2寸。对于某些肋弓角较狭小的人,此穴下可能正当肋骨,可采用斜刺的方法
	主治:呕吐、胃痛、纳少、腹胀等胃疾
	操作:直刺0.5~0.8寸。过饱者禁针,肝脾大者右侧慎针或禁针,不宜做大幅度提插
承满	在上腹部,脐中上5寸,前正中线旁开2寸
	注:天枢上5寸,不容下1寸,上脘旁开2寸
	主治:胃痛、吐血、纳少等胃疾
	操作:直刺0.8~1寸。过饱者禁针,肝脾大者右侧慎针或禁针,不宜做大幅度提插
梁门	在上腹部,脐中上4寸,前正中线旁开2寸
	注:天枢上4寸,承满下1寸,中脘旁开2寸
	主治:腹胀、纳少、胃痛、呕吐等胃疾
	操作:直刺0.8~1.2寸。过饱者禁针,肝脾大者右侧慎针或禁针,不宜做大幅度提插
关门	在上腹部,脐中上3寸,前正中线旁开2寸
	注:横平内侧的石关、建里
	主治:腹胀、腹痛、肠鸣、腹泻等胃肠病证
	操作:直刺0.8~1.2寸
太乙	在上腹部,脐中上2寸,前正中线旁开2寸
	注:横平内侧的商曲、下脘
	主治:①腹痛,腹胀;②心烦、癫狂等神志疾患
	操作:直刺0.8~1.2寸

（续表）

滑肉门	在上腹部,脐中上1寸,前正中线旁开2寸
	注:横平内侧的水分
	主治:①腹痛,腹胀,呕吐;②癫狂
	操作:直刺0.8~1.2寸
★天枢	在腹部,横平脐中,前正中线旁开2寸
	主治:①腹痛、腹胀、便秘、腹泻、痢疾等胃肠病证;②月经不调、痛经等妇科病证
	操作:直刺1~1.5寸
外陵	在下腹部,脐中下1寸,前正中线旁开2寸
	注:横平内侧的中注、阴交
	主治:①腹痛、疝气;②痛经
	操作:直刺1~1.5寸
大巨	在下腹部,脐中下2寸,前正中线旁开2寸
	注:横平内侧的四满、石门
	主治:①小腹胀满;②小便不利等水液输布排泄失常性疾患;③疝气;④遗精、早泄等男科疾患
	操作:直刺1~1.5寸
水道	在下腹部,脐中下3寸,前正中线旁开2寸
	注:天枢下3寸,大巨下1寸,关元旁开2寸
	主治:①小腹胀满;②小便不利等水液输布排泄失常性疾患;③疝气;④痛经、不孕等妇科疾患
	操作:直刺1~1.5寸

（续表）

归来	在下腹部,脐中下 4 寸,前正中线旁开 2 寸
	注:天枢下 4 寸,水道下 1 寸,中极旁开 2 寸
	主治:①小腹痛,疝气;②月经不调、带下、阴挺等妇科疾患
	操作:直刺 1 ~ 1.5 寸
气冲	在腹股沟区,耻骨联合上缘,前正中线旁开 2 寸,动脉搏动处
	注:天枢下 5 寸,曲骨旁开 2 寸
	主治:①肠鸣,腹痛;②疝气;③月经不调、不孕、阳痿、阴肿等妇科病及男科病证
	操作:直刺 0.5 ~ 1 寸
髀关	在股前区,股直肌近端、缝匠肌与阔筋膜张肌 3 条肌肉之间凹陷中
	注:①跷足,稍屈膝,大腿稍外展外旋,绷紧肌肉,在股直肌近端显现出 2 条相交叉的肌肉(斜向内侧为缝匠肌,外侧为阔筋膜张肌),3 条肌肉间围成一个三角形凹陷,其三角形顶角下凹陷中即为本穴。②约相当于髂前上嵴、髌底外侧端连线与耻骨联合下缘水平线的交点处
	主治:下肢痿痹、腰痛、膝冷等腰及下肢病证
	操作:直刺 1 ~ 2 寸
伏兔	在股前区,髌底上 6 寸,髂前上棘与髌底外侧端的连线上
	主治:①下肢痿痹、腰痛、膝冷等腰及下肢病证;②疝气;③脚气
	操作:直刺 1 ~ 2 寸

（续表）

阴市	在股前区,髌底上3寸,股直肌肌腱外侧缘
	注:伏兔与髌底外侧端连线中点
	主治:①下肢痿痹,膝关节屈伸不利;②疝气
	操作:直刺1~1.5寸
★梁丘	在股前区,髌底上2寸,股外侧肌与股直肌肌腱之间
	注:令大腿肌肉绷紧,显现股直肌肌腱与股外侧肌,于两肌之间,阴市直上1寸处取穴
	主治:①急性胃痛;②膝肿痛、下肢不遂等下肢病证;③乳痈、乳痛等乳疾
	操作:直刺1~1.5寸
★犊鼻	在膝前区,髌韧带外侧凹陷中
	注:屈膝45°,髌骨外下方的凹陷中
	主治:膝痛、屈伸不利、下肢麻痹等下肢、膝关节病证
	操作:屈膝,向后内斜刺0.5~1寸
★足三里	在小腿外侧,犊鼻下3寸,犊鼻与解溪连线上
	注:在胫骨前肌上取穴
	主治:①胃痛、呕吐、噎膈、腹胀、腹泻、痢疾、便秘等胃肠病证;②下肢痿痹;③癫狂等神志病;④乳痈、肠痈等外科疾患;⑤虚劳诸证,为强壮保健要穴
	操作:直刺1~2寸。强壮保健常用温灸法
上巨虚	在小腿外侧,犊鼻下6寸,犊鼻与解溪连线上
	注:在胫骨前肌上取穴
	主治:①肠鸣、腹痛、腹泻、便秘、肠痈、痢疾等胃肠病证;②下肢痿痹
	操作:直刺1~2寸

（续表）

★条口	在小腿外侧,犊鼻下 8 寸,犊鼻与解溪连线上
	注:在胫骨前肌上取穴,横平丰隆
	主治:①下肢痿痹,转筋;②肩臂痛;③脘腹疼痛
	操作:直刺 1~1.5 寸
下巨虚	在小腿外侧,犊鼻下 9 寸,犊鼻与解溪连线上
	注:在胫骨前肌上取穴,横平外丘、阳交
	主治:①腹泻、痢疾、小腹痛等胃肠病证;②下肢痿痹;③乳痈
	操作:直刺 1~1.5 寸
★丰隆	在小腿外侧,外踝尖上 8 寸,胫骨前肌的外缘
	注:犊鼻与解溪连线的中点,条口外侧一横指处
	主治:①头痛、眩晕;②癫狂;③咳嗽、痰多等痰饮病证;④下肢痿痹;⑤腹胀、便秘
	操作:直刺 1~1.5 寸
解溪	在踝区,踝关节前面中央凹陷中,当𧿹长伸肌腱与趾长伸肌腱之间
	注:令足趾上跷,显现足背部两肌腱,穴在两腱之间,相当于内、外踝尖连线的中点处
	主治:①下肢痿痹、踝关节病、足下垂等下肢、踝关节疾患;②头痛、眩晕;③癫狂;④腹胀、便秘
	操作:直刺 0.5~1 寸

（续表）

冲阳	在足背,第2跖骨基底部与中间楔状骨关节处,可触及足背动脉
	主治:①胃痛;②口眼㖞斜;③癫狂病;④足痿无力
	操作:避开动脉,直刺0.3～0.5寸
陷谷	在足背,第2、3跖骨间,第2跖趾关节近端凹陷中
	主治:①面肿、水肿等水液失常性疾患;②足背肿痛;③肠鸣,腹痛
	操作:直刺或斜刺0.3～0.5寸
★内庭	在足背,第2、3趾间,趾蹼缘后方赤白肉际处
	主治:①齿痛、咽喉肿痛、鼻衄等五官热性病证;②热病;③吐酸、腹泻、痢疾、便秘等胃肠病证;④足背肿痛,跖趾关节痛
	操作:直刺或斜刺0.5～0.8寸
厉兑	在足趾,第2趾末节外侧,趾甲根角侧后方0.1寸(指寸)
	注:足第2趾外侧甲根角侧后方(即沿角平分线方向)0.1寸。相当于沿爪角外侧画一直线与爪甲基底缘水平线交点处取穴
	主治:①鼻衄、齿痛、咽喉肿痛等五官热性病证;②热病;③多梦、癫狂等神志病
	操作:浅刺0.1寸

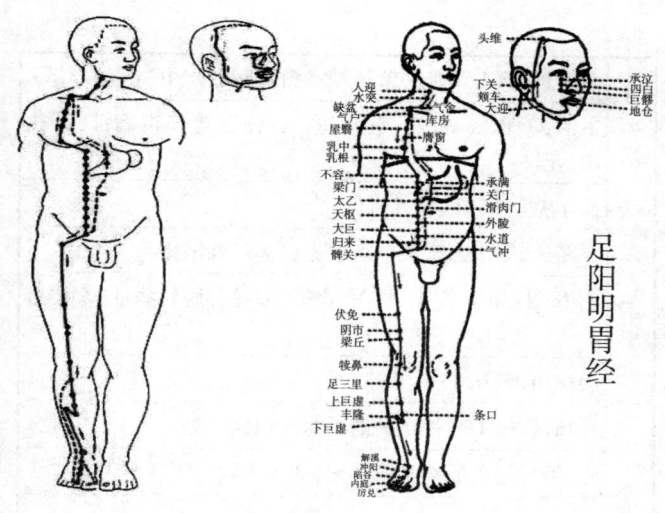

足阳明胃经

六、足太阴脾经(21 穴)

ＳＴ 二一是脾经,起于隐白大包终,脾胃肠腹泌尿好,五脏生殖血舌病,隐白大趾内甲角,大都节前陷中寻,太白节后白肉际,基底前下是公孙,商丘踝内踝前下找,踝上三寸三阴交,踝上六寸漏谷是,陵下三寸地机朝,膝内辅下阴陵泉,血海股内肌头间,箕门髌底冲门连,髌上三分之二见,冲门腹沟动脉外,冲上斜七府舍连,横下三寸是腹结,脐旁四寸大横穴,腹哀建里旁四寸,中庭旁六食窦全,天溪胸乡周荣上,四肋三肋二肋间,脾之大络大包穴, 腋中线上六肋间

隐白	在足趾,大趾末节内侧,趾甲根角侧后方0.1寸(指寸)
	注:足大趾内侧甲根角侧后方(即沿角平分线方向)0.1寸。相当于沿爪角内侧画一直线与爪甲基底缘水平交点处取穴。
	主治:①月经过多、崩漏等妇科病;②便血、尿血等慢性出血证;③癫狂,多梦;④惊风;⑤腹满,腹泻
	操作:浅刺0.1寸

（续表）

大都	在足趾,第1跖趾关节远端赤白肉际凹陷中
	主治:①腹胀、胃痛、呕吐、腹泻、便秘等脾胃病证;②热病,无汗
	操作:直刺0.3~0.5寸
太白	在跖区,第1跖趾关节近端赤白肉际凹陷中
	主治:①肠鸣、腹胀、腹泻、胃痛、便秘等脾胃病证;②体重节痛
	操作:直刺0.5~0.8寸
★公孙	在跖区,第1跖骨底的前下缘赤白肉际处
	注:沿太白向后推至一凹陷,即为本穴
	主治:①胃痛、呕吐、腹痛、腹泻、痢疾等脾胃肠腑病证;②心烦、失眠、狂证等神志病证;③逆气里急、气上冲心(奔豚气)等冲脉病证
	操作:直刺0.6~1.2寸
商丘	在踝区,内踝前下方,舟骨粗隆与内踝尖连线中点凹陷中
	注:内踝前缘直线与内踝下缘横线的交点处,前为中封,后为照海
	主治:①腹胀、腹泻、便秘等脾胃病证;②黄疸;③足踝痛
	操作:直刺0.5~0.8寸
★三阴交	在小腿内侧,内踝尖上3寸,胫骨内侧缘后际
	主治:①肠鸣、腹胀、腹泻等脾胃虚弱诸证;②月经不调、带下、阴挺、不孕、滞产等妇产科病证;③遗精、阳痿、遗尿等生殖泌尿系统疾患;④心悸,失眠,高血压;⑤下肢痿痹;⑥阴虚诸证
	操作:直刺1~1.5寸。孕妇禁针

（续表）

漏谷	在小腿内侧,内踝尖上 6 寸,胫骨内侧缘后际
	主治:①腹胀,肠鸣;②小便不利,遗精;③下肢痿痹
	操作:直刺 1~1.5 寸
★地机	在小腿内侧,阴陵泉下 3 寸,胫骨内侧缘后际
	主治:①痛经、崩漏、月经不调等妇科病;②腹痛、腹泻等肠胃病证;③疝气;④小便不利、水肿等脾不运化水湿病证
	操作:直刺 1~1.5 寸
★阴陵泉	在小腿内侧,胫骨内侧髁下缘与胫骨内侧缘之间的凹陷中
	注:用拇指沿胫骨内缘由下往上推,至拇指抵膝关节下时,胫骨向内上弯曲的凹陷中即是本穴
	主治:①腹胀,腹泻,水肿,黄疸;②小便不利,遗尿,尿失禁;③阴部痛,痛经,遗精;④膝痛
	操作:直刺 1~2 寸。治疗膝痛可向阳陵泉或委中方向透刺
★血海	在股前区,髌底内侧端上 2 寸,股内侧肌隆起处
	主治:①月经不调、痛经、经闭等妇科病;②瘾疹、湿疹、丹毒等血热性皮肤病;③膝股内侧痛
	操作:直刺 1~1.5 寸
箕门	在股前区,髌底内侧端与冲门的连线上 1/3 与下 2/3 交点,长收肌和缝匠肌交角的动脉搏动处
	主治:①小便不利,遗尿;②腹股沟肿痛
	操作:避开动脉,直刺 0.5~1 寸

（续表）

冲门	在腹股沟区,腹股沟斜纹中,髂外动脉搏动处的外侧。
	注:横平曲骨,府舍稍内下方
	主治:①腹痛,疝气;②崩漏、带下、胎气上冲等妇科病证
	操作:避开动脉,直刺0.5~1寸
府舍	在下腹部,脐中下4.3寸,前正中线旁开4寸
	主治:腹痛、积聚、疝气等下腹部病证
	操作:直刺1~1.5寸
腹结	在下腹部,脐中下1.3寸,前正中线旁开4寸
	主治:①腹痛,腹泻,食积;②疝气
	操作:直刺1~2寸
大横	在腹部,脐中旁开4寸
	注:横平内侧的天枢、肓俞、神阙
	主治:腹痛、腹泻、便秘等脾胃病证
	操作:直刺1~2寸
腹哀	在上腹部,脐中上3寸,前正中线旁开4寸
	注:大横直上3寸,横平建里
	主治:消化不良、腹痛、便秘、痢疾等脾胃肠腑病证
	操作:直刺1~1.5寸

（续表）

食窦	在胸部,第5肋间隙,前正中线旁开6寸
	注:横平内侧的乳根、步廊、中庭,4穴略呈一弧形分布,其弧度与第5肋间隙弧度相应
	主治:①胸胁胀痛;②嗳气、反胃、腹胀等胃气失降性病证;③水肿
	操作:斜刺或向外平刺0.5~0.8寸。本经食窦至大包诸穴,深部为肺脏,不可深刺
天溪	在胸部,第4肋间隙,前正中线旁开6寸
	注:横平内侧的乳中、神封、膻中,4穴略呈一弧形分布,其弧度与第4肋间隙弧度相应
	主治:①胸胁疼痛,咳嗽;②乳痈,乳少
	操作:斜刺或向外平刺0.5~0.8寸
胸乡	在胸部,第3肋间隙,前正中线旁开6寸
	注:横平内侧的膺窗、灵墟、玉堂,4穴略呈一弧形分布,其弧度与第3肋间隙弧度相应
	主治:胸胁胀痛
	操作:斜刺或向外平刺0.5~0.8寸
周荣	在胸部,第2肋间隙,前正中线旁开6寸
	注:横平内侧的屋翳、神藏、紫宫,4穴略呈一弧形分布,其弧度与第2肋间隙弧度相应
	主治:①咳嗽,气逆;②胸胁胀满
	操作:斜刺或向外平刺0.5~0.8寸

（续表）

	在胸外侧区,第6肋间隙,在腋中线上
大包	注:侧卧举臂,在第6肋间隙与腋中线的交点处
	主治:①气喘;②胸胁痛;③全身疼痛;④四肢无力
	操作:斜刺或向后平刺0.5～0.8寸

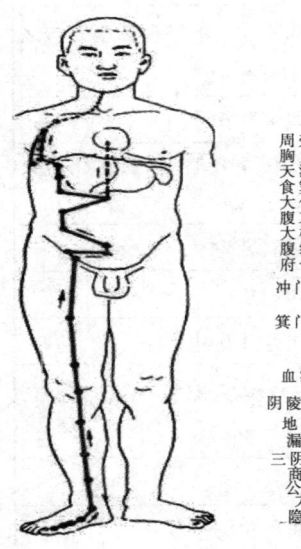

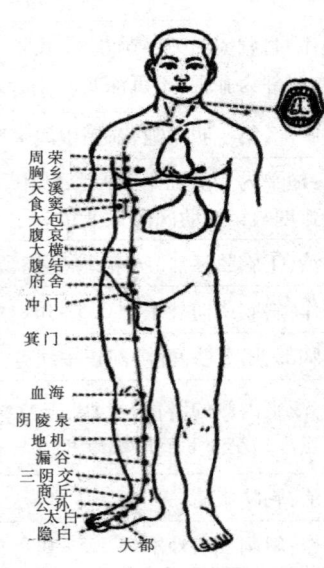

周荣
胸乡
天溪
食窦
大包
腹哀
腹结
大横
府舍
冲门

箕门

血海
阴陵泉
地机
漏谷
三阴交
商丘
公孙
太白
隐白

大都

足太阴脾经

七、手少阴心经(9穴)

ＨＴ九穴是心经,起于极泉止少冲,心病神志与血病,烦热悸汗皆可用,极泉腋窝动脉牵,青灵肘上三寸见,少海骨髁纹头间,灵道掌后一寸半,通里掌后一寸间,阴郄五分在掌后,神门横纹肌腱内,少府握拳小指尖,少冲小指桡侧边

极泉	在腋区,腋窝中央,腋动脉搏动处
	主治:①心痛、心悸等心系病证;②肩臂疼痛、胁肋疼痛、臂丛神经损伤等痛证;③瘰疬;④腋臭;⑤上肢痿痹;⑥上肢针刺麻醉用穴
	操作:避开腋动脉,直刺或斜刺 0.3～0.5 寸
青灵	在臂前区,肘横纹上 3 寸,肱二头肌的内侧沟中
	注:屈肘举臂,在极泉与少海连线的上 2/3 与下 1/3 交点处
	主治:①头痛,振寒;②胁痛,肩臂疼痛
	操作:直刺 0.5～1 寸
少海	在肘前区,横平肘横纹,肱骨内上髁前缘
	注:屈肘,在肘横纹内侧端与肱骨内上髁连线的中点处
	主治:①心痛、癔症等心病、神志病;②肘臂挛痛,臂麻手颤;③头项痛,腋胁部痛;④瘰疬
	操作:直刺 0.5～1 寸
灵道	在前臂前区,腕掌侧远端横纹上 1.5 寸,尺侧腕屈肌腱的桡侧缘
	注:神门上 1.5 寸,横平尺骨头上缘(根部);豌豆骨上缘桡侧直上 1.5 寸取穴
	主治:①心痛,悲恐善笑;②暴喑;③肘臂挛痛
	操作:直刺 0.3～0.5 寸。不宜深刺,以免伤及血管和神经

（续表）

★通里	在前臂前区,腕掌侧远端横纹上 1 寸,尺侧腕屈肌腱的桡侧缘	
	注:①神门上 1 寸,豌豆骨上缘桡侧直上 1.5 寸取穴;②该穴与灵道、阴郄 2 穴的位置关系为:横平尺骨头根部是灵道,横平尺骨头中部是通里,横平尺骨头头部是阴郄	
	主治:①心悸、怔忡等心系病证;②舌强不语,暴喑;③腕臂痛	
	操作:直刺 0.3～0.5 寸。不宜深刺,以免伤及血管和神经	
阴郄	在前臂前区,腕掌侧远端横纹上 0.5 寸,尺侧腕屈肌腱的桡侧缘	
	注:神门上 1 寸,豌豆骨上缘桡侧直上 1.5 寸取穴	
	主治:①心痛、惊悸等心系病证;②骨蒸盗汗;③吐血,衄血	
	操作:直刺 0.3～0.5 寸。不宜深刺,以免伤及血管和神经	
★神门	在腕前区,腕掌侧远端横纹尺侧端,尺侧腕屈肌腱的桡侧缘	
	注:于豌豆骨上缘桡侧凹陷中,在腕掌侧远端横纹上取穴	
	主治:①心痛、心烦、惊悸、怔忡、健忘、失眠、痴呆、癫狂痫等心与神志病证;②高血压;③胸胁痛	
	操作:直刺 0.3～0.5 寸	

（续表）

少府	在手掌,横平第5掌指关节近端,第4、5掌骨之间
	注:第4、5掌骨之间,握拳时,小指尖所指处,横平劳宫
	主治:①心悸、胸痛等心胸病;②阴痒,阴痛;③痈疡;④小指挛痛
	操作:直刺0.3～0.5寸
少冲	在手指,小指末节桡侧,指甲根角侧上方0.1寸(指寸)
	注:手小指桡侧指甲根角侧上方(即沿角平分线方向)0.1寸。相当于沿爪甲桡侧画一直线与爪甲基底缘水平线交点处
	主治:①心悸、心痛、癫狂、昏迷等心与神志病证;②热病;③胸胁痛
	操作:浅刺0.1寸,或点刺出血

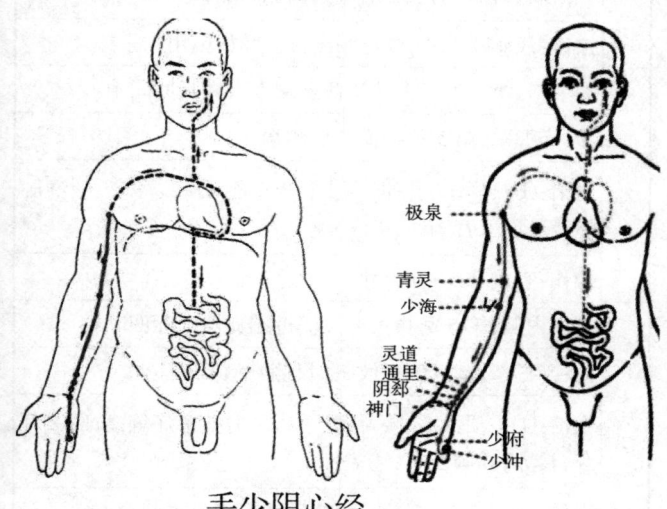

极泉
青灵
少海
灵道
通里
阴郄
神门
少府
少冲

手少阴心经

八、手太阳小肠经(19 穴)

ＳＩ十九手小肠,少泽听宫起止详,头项耳目咽喉病,热病神志液病良,少泽小指尺甲角,前谷泽后节前方,后溪握拳节后取,腕骨腕前骨陷当,阳谷三角骨上取,养老转手髁空藏,支正腕后上五寸,小海二骨之中央,肩贞纹头上一寸,臑俞贞上骨下方,天宗岗下窝中取,秉风岗上窝中央,曲垣胛岗内上缘,陶道旁三外俞彰,大椎旁二中俞穴,天窗扶后大筋旁,天容耳下曲颊后,颧髎颧骨下廉乡,听宫之穴归何处,髁后屏前陷中央

少泽	在手指,小指末节尺侧,指甲根角侧上方 0.1 寸(指寸)	
	注:手小指尺侧指甲根角侧上方(即沿角平分线方向)0.1 寸。相当于沿爪甲桡侧画一直线与爪甲基底缘水平线交点处	
	主治:①乳痈、乳少等乳疾;②昏迷、热病等急症、热证;③头痛、目翳、咽喉肿痛等头面五官病证	
	操作:浅刺 0.1 寸,或点刺出血。孕妇慎用	
前谷	在手指,第 5 掌指关节尺侧远端赤白肉际凹陷中	
	注:半握拳,第 5 掌指横纹尺侧端	
	主治:①热病;②乳痈、乳少;③头痛、目痛、耳鸣、咽喉肿痛等头面五官病证	
	操作:直刺 0.3～0.5 寸	
★后溪	在手内侧,第 5 掌指关节尺侧近端赤白肉际凹陷中	
	注:半握拳,掌远侧横纹头(尺侧)赤白肉际处	
	主治:①头项强痛、腰背痛、手指及肘臂挛痛等痛证;②耳聋,目赤;③癫狂痛;④疟疾	
	操作:直刺 0.5～1 寸。治疗手指挛痛可透刺合谷穴	

（续表）

腕骨	在腕区,第5掌骨底与三角骨之间的赤白肉际凹陷中
	注:由后溪向上沿掌骨直推至一突起骨,于两骨之间凹陷中取穴
	主治:①指挛腕痛,头项强痛;②目翳;③黄疸;④热病,疟疾
	操作:直刺0.3~0.5寸
阳谷	在腕后区,尺骨茎突与三角骨之间的凹陷中
	注:由腕骨向上,相隔一骨(即三角骨)与尺骨茎突之间的凹陷中
	主治:①颈颌肿痛、臂外侧痛、腕痛等痛证;②头痛、目眩、耳鸣、耳聋等头面五官病证;③热病;④癫狂痫
	操作:直刺0.3~0.5寸
养老	在前臂后区,腕背横纹上1寸,尺骨头桡侧凹陷中
	注:掌心向上,用一手指按在尺骨头的最高点上,然后手掌旋后,在手指滑入的骨缝中
	主治:①目视不明;②肩、背、肘、臂酸痛
	操作:直刺或斜刺0.5~0.8寸。强身保健可用温和灸
支正	在前臂后区,腕背侧远端横纹上5寸,尺骨尺侧与尺侧腕屈肌之间
	注:阳谷与小海连线的中点下1寸
	主治:①头痛、项强、肘臂酸痛;②热病;③癫狂;④疣症
	操作:直刺或斜刺0.5~0.8寸

（续表）

小海	在肘后区,尺骨鹰嘴与肱骨内上髁之间凹陷处
	注:微屈肘,在尺神经沟中,用手指弹敲此处时有触电麻感直达小指
	主治:①肘臂疼痛,麻木;②癫痫
	操作:直刺0.3~0.5寸
肩贞	在肩胛区,肩关节后下方,腋后纹头直上1寸
	注:臂内收时,腋后纹头直上1寸,三角肌后缘
	主治:①肘臂疼痛,上肢不遂;②瘰疬
	操作:直刺1~1.5寸。不宜向胸侧深刺
臑俞	在肩胛区,腋后纹头直上,肩胛冈下缘凹陷中
	主治:①肩臂疼痛,肩不举;②瘰疬
	操作:直刺或斜刺0.5~1.5寸。不宜向胸侧深刺
★天宗	在肩胛区,肩胛冈中点与肩胛骨下角连线上1/3与下2/3交点凹陷中
	主治:①肩胛疼痛、肩背部损伤等局部病证;②气喘
	操作:直刺或斜刺0.5~1寸。遇到阻力不可强行进针
秉风	在肩胛区,肩胛冈中点上方冈上窝中
	主治:肩胛疼痛、上肢酸麻等肩胛、上肢病证
	操作:直刺或斜刺0.5~1寸
曲垣	在肩胛区,肩胛冈内侧端上缘凹陷中
	注:臑俞与第2胸椎棘突连线的中点处
	主治:肩胛疼痛
	操作:直刺或向外斜刺0.5~1寸,不宜向胸部深刺

（续表）

肩外俞	在脊柱区,第 1 胸椎棘突下,后正中线旁开 3 寸
	注:肩胛骨脊柱缘的垂线与第 1 胸椎棘突下的水平线相交处。横平大杼、陶道
	主治:肩背疼痛、颈项强急等肩背、颈项痹证
	操作:向外斜刺 0.5～0.8 寸,不宜直刺、深刺
肩中俞	在脊柱区,第 7 颈椎棘突下,后正中线旁开 2 寸
	注:大椎旁开 2 寸
	主治:①咳嗽,气喘;②肩背疼痛
	操作:直刺或向外斜刺 0.5～0.8 寸,不宜深刺
天窗	在颈部,横平喉结,胸锁乳突肌的后缘
	注:取一侧穴,令病人头转向对侧以显露胸锁乳突肌,抗阻力转动时则肌肉显露更明显;胸锁乳突肌前缘处为人迎,后缘为天窗,前后缘之间为扶突
	主治:①耳鸣、耳聋、咽喉肿痛、暴喑等五官病证;②颈项强痛
	操作:直刺 0.5～1 寸
天容	在颈部,下颌角后方,胸锁乳突肌的前缘凹陷中
	注:取一侧穴,令病人头转向对侧以显露胸锁乳突肌,抗阻力转动时则肌肉显露更明显
	主治:①耳鸣、耳聋、咽喉肿痛等五官病证;②头痛、颈项强痛
	操作:直刺 0.5～1 寸。注意避开血管

（续表）

颧髎	在面部,颧骨下缘,目外眦直下的凹陷中
	主治:口眼㖞斜、眼睑𥆤动、齿痛、面痛等
	操作:直刺0.3~0.5寸,斜刺或平刺0.5~1寸
★听宫	在面部,耳屏正中与下颌骨髁突之间的凹陷中
	注:微张口,耳屏正中前缘凹陷中,在耳门与听会之间
	主治:①耳鸣、耳聋、聤耳等耳疾;②齿痛
	操作:张口,直刺1~1.5寸。留针时要保持一定的张口姿势

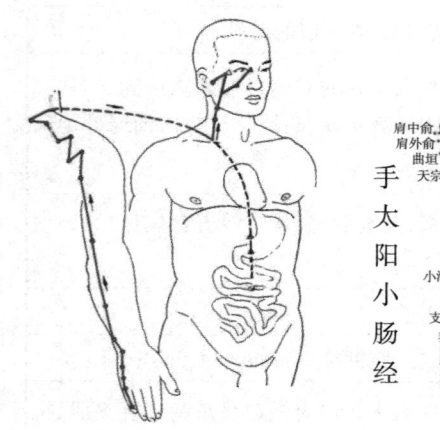

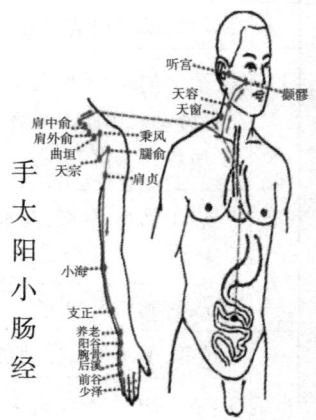

手太阳小肠经

九、足太阳膀胱经(67穴)

B L六十七膀胱经,起于睛明至阴终,脏腑头面筋痔腰,热病
神志身后凭,内眦上外是睛明,眉头陷中攒竹取,眉冲直上旁
神庭,曲差庭旁一寸半,五处直后上星平,承光通天络却穴,后
行俱是寸半程,玉枕脑户旁寸三,天柱筋外平哑门,再下脊旁
寸半寻,第一大杼二风门,三椎肺俞四厥阴,心五督六膈俞七,
九肝十胆仔细分,十一脾俞十二胃,十三三焦十四肾,气海十
五大肠六,七八关元小肠俞,十九膀胱廿中膂,廿一椎旁白环
俞,上次中下四髎穴,骶骨两旁骨陷中,尾骨之旁会阳穴,承扶
臀下横纹中,殷门扶下六寸当,浮郄委阳上一寸,委阳腘窝外
筋旁,委中腘窝纹中央,第二侧线再细详,以下挟脊开三寸,二
三附分魄户当,四椎膏肓神堂五,六七谚语膈关藏,第九魂门
阳纲十,十一意舍二胃仓,十三肓门四志室,一九胞肓廿一秩
边,小腿各穴牢牢记,纹下二寸寻合阳,承筋合阳承山间,纹下
五寸承筋当,飞扬外踝上七寸,跗阳踝上三寸良,昆仑外踝跟
腱间,仆参昆下跟骨外,外踝下缘申脉穴,踝前骹陷金门乡,大
骨前下寻京骨,关节之后束骨良,通谷节前陷中好,至阴小趾
外甲角,六十七穴分三段,头后中外次第找

睛明	在面部,目内眦内上方眶内侧壁凹陷中
	注:闭目,在目内眦内上方0.1寸的凹陷中
	主治:①目赤肿痛、流泪、视物不明、目眩、近视、夜盲、色盲、干眼症等目疾;②急性腰扭伤,坐骨神经痛;③心悸,怔忡
	操作:嘱患者闭目,医者押手轻推眼球向外侧固定,刺手缓慢进针,紧靠眶缘直刺0.5~1寸。遇到阻力时,不宜强行进针,应改变进针方向或退针。不捻转,不提插(或只轻微地捻转和提插)。出针后按压针孔片刻,以防出血。针具宜细,消毒宜严。禁直接灸

（续表）

★攒竹	在面部,眉头凹陷中,额切迹处	
	注:沿睛明直上至眉头边缘可触及一凹陷,即额切迹处	
	主治:①头痛,眉棱骨痛;②眼睑瞤动、眼睑下垂、口眼㖞斜、目视不明、流泪、目赤肿痛等目疾;③呃逆	
	操作:可向眉中或向眼眶内缘平刺或斜刺0.3~0.5寸,或直刺0.2~0.3寸。禁直接灸	
眉冲	在头部,额切迹直上,入发际0.5寸	
	注:神庭与曲差中间	
	主治:①头痛,目眩;②鼻塞、鼻衄;③癫痫	
	操作:平刺0.3~0.5寸	
曲差	在头部,前发际正中直上0.5寸,旁开1.5寸	
	注:神庭与头维连线的内1/3与外2/3的交点处	
	主治:①头痛,目眩;②鼻塞、鼻衄等鼻病	
	操作:平刺0.3~0.5寸	
五处	在头部,前发际正中直上1寸,旁开1.5寸	
	注:曲差直上0.5寸处,横平上星	
	主治:①头痛,目眩;②癫痫	
	操作:平刺0.3~0.5寸	
承光	在头部,前发际正中直上2.5寸,旁开1.5寸	
	注:五处直上1.5寸,曲差直上2寸处	
	主治:①头痛,目眩;②鼻塞	
	操作:平刺0.3~0.5寸	

（续表）

通天	在头部,前发际正中直上 4 寸,旁开 1.5 寸
	注:承光与络却中点
	主治:①头痛,眩晕;②鼻塞、鼻衄、鼻渊等鼻病;③癫痫
	操作:平刺 0.3 ~ 0.5 寸
络却	在头部,前发际正中直上 5.5 寸,旁开 1.5 寸
	注:百会后 0.5 寸,旁开 1.5 寸
	主治:①头晕;②目视不明,耳鸣
	操作:平刺 0.3 ~ 0.5 寸
玉枕	在头部,横平枕外隆凸上缘,后发际正中旁开 1.3 寸
	注:斜方肌外侧缘直上与枕外隆凸上缘水平线的交点,横平脑户
	主治:①头项痛,目痛;②鼻塞
	操作:平刺 0.3 ~ 0.5 寸
★天柱	在颈后区,横平第 2 颈椎棘突上际,斜方肌外缘凹陷中
	主治:①后头痛、项强、肩背酸痛;②鼻塞;③目痛;④癫狂痫;⑤热病
	操作:直刺或斜刺 0.5 ~ 0.8 寸,不可向内上方深刺,以免伤及延髓
大杼	在脊柱区,第 1 胸椎棘突下,后正中线旁开 1.5 寸
	主治:①咳嗽,发热;②项强,肩背痛
	操作:斜刺 0.5 ~ 0.8 寸。本经背部诸穴,不宜深刺,以免伤及内部重要脏器

（续表）

风门	在脊柱区,第2胸椎棘突下,后正中线旁开1.5寸
	主治:①感冒、咳嗽、发热、头痛等外感病证;②项强,胸背痛
	操作:斜刺0.5~0.8寸。热证宜点刺放血
★肺俞	在脊柱区,第3胸椎棘突下,后正中线旁开1.5寸
	主治:①咳嗽、气喘、咯血等肺系病证;②骨蒸潮热、盗汗等阴虚病证;③瘙痒、瘾疹等皮肤病
	操作:斜刺0.5~0.8寸。热证宜点刺放血
厥阴俞	在脊柱区,第4胸椎棘突下,后正中线旁开1.5寸
	主治:①心痛,心悸;②咳嗽,胸闷;③呕吐
	操作:斜刺0.5~0.8寸
心俞	在脊柱区,第5胸椎棘突下,后正中线旁开1.5寸
	主治:①心痛、惊悸、失眠、健忘、癫痫等心与神志病证;②咳嗽、咯血等肺系病证;③盗汗,遗精
	操作:斜刺0.5~0.8寸
督俞	在脊柱区,第6胸椎棘突下,后正中线旁开1.5寸
	主治:①心痛,胸闷;②寒热,气喘;③腹胀、腹痛、肠鸣、呃逆等胃肠病证
	操作:斜刺0.5~0.8寸
★膈俞	在脊柱区,第7胸椎棘突下,后正中线旁开1.5寸
	主治:①血瘀诸证;②呕吐、呃逆、气喘、吐血等上逆之证;③瘾疹,皮肤瘙痒;④贫血;⑤潮热,盗汗
	操作:斜刺0.5~0.8寸

（续表）

肝俞	在脊柱区,第9胸椎棘突下,后正中线旁开1.5寸
	主治:①胁痛、黄疸等肝胆病证;②目赤、目视不明、目眩、夜盲、迎风流泪等目疾;③癫狂痫;④脊背痛
	操作:斜刺0.5~0.8寸
胆俞	在脊柱区,第10胸椎棘突下,后正中线旁开1.5寸
	主治:①黄疸、口苦、胁痛等肝胆病证;②肺痨,潮热
	操作:斜刺0.5~0.8寸
脾俞	在脊柱区,第11胸椎棘突下,后正中线旁开1.5寸
	主治:①腹胀、纳呆、呕吐、腹泻、痢疾、便血、水肿等脾胃肠腑病证;②多食善饥,身体消瘦;③背痛
	操作:斜刺0.5~0.8寸
★胃俞	在脊柱区,第12胸椎棘突下,后正中线旁开1.5寸
	主治:①胃脘痛、呕吐、腹胀、肠鸣等胃肠病证;②多食善饥,身体消瘦
	操作:斜刺0.5~0.8寸
三焦俞	在脊柱区,第1腰椎棘突下,后正中线旁开1.5寸
	注:先定第12胸椎棘突,下数第1个棘突即第1腰椎棘突
	主治:①肠鸣、腹胀、呕吐、腹泻、痢疾等脾胃肠腑病证;②小便不利、水肿等三焦气化不利病证;③腰背强痛
	操作:直刺0.5~1寸

（续表）

★肾俞	在脊柱区,第2腰椎棘突下,后正中线旁开1.5寸	
	注:先定第12胸椎棘突,下数第2个棘突即第2腰椎棘突	
	主治:①头晕、耳鸣、耳聋、腰酸痛等肾虚病证;②遗尿、遗精、阳痿、早泄、不育等泌尿生殖疾患;③月经不调、带下、不孕等妇科病证;④消渴	
	操作:直刺0.5~1寸	
气海俞	在脊柱区,第3腰椎棘突下,后正中线旁开1.5寸	
	主治:①肠鸣,腹胀;②痛经;③腰痛	
	操作:直刺0.5~1寸	
★大肠俞	在脊柱区,第4腰椎棘突下,后正中线旁开1.5寸	
	主治:①腰腿痛;②腹胀、腹泻、便秘等胃肠病证	
	操作:直刺0.8~1.2寸	
关元俞	在脊柱区,第5腰椎棘突下,后正中线旁开1.5寸	
	主治:①腹胀,泄泻;②腰骶痛;③小便频数或不利,遗尿	
	操作:直刺0.8~1.2寸	
小肠俞	在骶区,横平第1骶后孔,骶正中嵴旁开1.5寸	
	注:横平上髎	
	主治:①遗精、遗尿、尿血、尿痛、带下等泌尿生殖系统疾患;②腹泻,痢疾;③疝气;④腰骶痛	
	操作:直刺或斜刺0.8~1.2寸	
膀胱俞	在骶区,横平第2骶后孔,骶正中嵴旁开1.5寸	
	注:横平次髎	
	主治:①小便不利、遗尿等膀胱气化功能失调病证;②腹泻、便秘;③腰脊强痛	
	操作:直刺或斜刺0.8~1.2寸	

（续表）

中膂俞	在骶区,横平第 3 骶后孔,骶正中嵴旁开 1.5 寸
	注:横平中髎
	主治:①腹泻;②疝气;③腰骶痛
	操作:直刺 1～1.5 寸
白环俞	在骶区,横平第 4 骶后孔,骶正中嵴旁开 1.5 寸
	注:骶管裂孔旁开 1.5 寸,横平下髎
	主治:①遗尿,遗精;②月经不调,带下;③疝气;④腰骶痛
	操作:直刺 1～1.5 寸
上髎	在骶区,正对第 1 骶后孔中
	注:次髎向上触摸到的凹陷即第 1 骶后孔
	主治:①大小便不利;②月经不调、带下、阴挺等妇科病证;③遗精,阳痿;④腰骶痛
	操作:直刺 1～1.5 寸
★次髎	在骶区,正对第 2 骶后孔中
	注:髂后上棘与第 2 骶椎棘突连线的中点凹陷处,即第 2 骶后孔
	主治:①月经不调、痛经、带下等妇科病证;②小便不利、遗精、阳痿等;③疝气;④腰骶痛,下肢痿痹
	操作:直刺 1～1.5 寸
中髎	在骶区,正对第 3 骶后孔中
	注:次髎向下触摸到的第 1 个凹陷即第 3 骶后孔
	主治:①便秘,泄泻;②小便不利;③月经不调,带下;④腰骶痛
	操作:直刺 1～1.5 寸

（续表）

下髎	在骶区,正对第4骶后孔中
	注:次髎向下触摸到的第2个凹陷即第4骶后孔,横平骶管裂孔
	主治:①腹痛,便秘;②小便不利;③带下;④腰骶痛
	操作:直刺1~1.5寸
会阳	在骶区,尾骨端旁开0.5寸
	注:俯卧或跪伏位,按取尾骨下端旁软陷处取穴
	主治:①痔疾,腹泻,便血;②阳痿;③带下
	操作:直刺1~1.5寸
承扶	在股后区,臀沟的中点
	主治:①腰、骶、臀、股部疼痛;②痔疾
	操作:直刺1~2寸
殷门	在股后区,臀沟下6寸,股二头肌与半腱肌之间
	注1:俯卧,膝关节抗阻力屈曲显示出半腱肌和股二头肌;同时大腿做内旋和外旋时,指下感觉更明显;
	注2:于承扶与委中连线中点上1寸取穴
	主治:腰痛,下肢痿痹
	操作:直刺1~2寸
浮郄	在膝后区,腘横纹上1寸,股二头肌腱的内侧缘
	注:稍屈膝,委阳上1寸,股二头肌腱内侧缘取穴
	主治:①股腘部疼痛、麻木;②便秘
	操作:直刺1~1.5寸

（续表）

委阳	在膝部,腘横纹上,股二头肌腱的内侧缘
	注:稍屈膝,即可显露明显的股二头肌腱
	主治:①腹满,小便不利;②腰脊强痛,腿足挛痛
	操作:直刺 1 ~ 1.5 寸
★委中	在膝后区,腘横纹中点
	主治:①腰背痛、下肢痿痹等腰及下肢病证;②腹痛、急性吐泻等急症;③瘾疹,丹毒;④小便不利,遗尿
	操作:直刺 1 ~ 1.5 寸,或用三棱针点刺腘静脉出血。针刺不宜过快、过强、过深,以免损伤血管和神经
附分	在脊柱区,第 2 胸椎棘突下,后正中线旁开 3 寸
	注:本穴与内侧的风门均位于第 2 胸椎棘突下水平
	主治:颈项强痛、肩背拘急、肘臂麻木等痹证
	操作:斜刺 0.5 ~ 0.8 寸
魄户	在脊柱区,第 3 胸椎棘突下,后正中线旁开 3 寸
	注:本穴与内侧的肺俞、身柱均位于第 3 胸椎棘突下水平
	主治:①咳嗽、气喘、肺痨等肺疾;②项强,肩背痛
	操作:斜刺 0.5 ~ 0.8 寸
膏肓	在脊柱区,第 4 胸椎棘突下,后正中线旁开 3 寸
	注:本穴与内侧的厥阴俞均位于第 4 胸椎棘突下水平
	主治:①咳嗽、气喘、肺痨等肺系虚损病证;②健忘、遗精、盗汗、羸瘦等虚劳诸证;③肩胛痛
	操作:斜刺 0.5 ~ 0.8 寸。此穴多用灸法,每次 7 ~ 15 壮,或温灸 15 ~ 30 分钟

（续表）

神堂	在脊柱区，第5胸椎棘突下，后正中线旁开3寸
	注：本穴与内侧的心俞、神道均位于第5胸椎棘突下水平
	主治：①咳嗽、气喘、胸闷等肺胸病证；②脊背强痛
	操作：斜刺0.5~0.8寸
譩譆	在脊柱区，第6胸椎棘突下，后正中线旁开3寸
	注：本穴与内侧的督俞、灵台均位于第6胸椎棘突下水平
	主治：①咳嗽，气喘；②肩背痛；③疟疾，热病
	操作：斜刺0.5~0.8寸
膈关	在脊柱区，第7胸椎棘突下，后正中线旁开3寸
	注：本穴与内侧的膈俞、至阳均位于第7胸椎棘突下水平
	主治：①胸闷、嗳气、呕吐等气上逆之病证；②脊背强痛
	操作：斜刺0.5~0.8寸
魂门	在脊柱区，第9胸椎棘突下，后正中线旁开3寸
	注：本穴与内侧的肝俞、筋缩均位于第9胸椎棘突下水平
	主治：①胸胁痛，背痛；②呕吐，腹泻
	操作：斜刺0.5~0.8寸
阳纲	在脊柱区，第10胸椎棘突下，后正中线旁开3寸
	注：本穴与内侧的胆俞、中枢均位于第10胸椎棘突下水平
	主治：①肠鸣、腹痛、腹泻等胃肠病证；②黄疸；③消渴
	操作：斜刺0.5~0.8寸

（续表）

意舍	在脊柱区,第11胸椎棘突下,后正中线旁开3寸
	注:本穴与内侧的脾俞、脊中均位于第11胸椎棘突下水平
	主治:腹胀、肠鸣、呕吐、腹泻等胃肠病证
	操作:斜刺0.5~0.8寸
胃仓	在脊柱区,第12胸椎棘突下,后正中线旁开3寸
	注:本穴与内侧的胃俞,均位于第12胸椎棘突下水平
	主治:①胃脘痛、腹胀、小儿食积等脾胃病证;②水肿;③背脊痛
	操作:斜刺0.5~0.8寸
肓门	在腰区,第1腰椎棘突下,后正中线旁开3寸
	注:本穴与内侧的三焦俞、悬枢均位于第1腰椎棘突下水平
	主治:①腹痛、胃痛、便秘、痞块等胃肠病证;②乳疾
	操作:斜刺0.5~0.8寸
志室	在腰区,第2腰椎棘突下,后正中线旁开3寸
	注:本穴与内侧的肾俞、命门均位于第2腰椎棘突下水平
	主治:①遗精、阳痿等肾虚病证;②小便不利,水肿;③腰脊强痛
	操作:斜刺0.5~0.8寸
胞肓	在骶区,横平第2骶后孔,骶正中嵴旁开3寸
	注:本穴与内侧的膀胱俞、次髎均位于第2骶后孔水平
	主治:①肠鸣、腹胀、便秘等胃肠病证;②癃闭;③腰脊强痛
	操作:直刺1~1.5寸

（续表）

★秩边	在骶区,横平第 4 骶后孔,骶正中嵴旁开 3 寸	
	注:本穴位于骶管裂孔旁开 3 寸,横平白环俞	
	主治:①腰骶痛,下肢痿痹等腰及下肢病证;②小便不利,癃闭;③便秘,痔疾;④阴痛	
	操作:直刺 1.5~2 寸	
合阳	在小腿后区,腘横纹下 2 寸,腓肠肌内、外侧头之间	
	注:在委中与承山的连线上,委中直下 2 寸	
	主治:①腰脊强痛,下肢痿痹;②疝气;③崩漏	
	操作:直刺 1~1.5 寸	
承筋	在小腿后区,腘横纹下 5 寸,腓肠肌两肌腹之间	
	注:合阳与承山连线的中点	
	主治:①腰腿拘急、疼痛;②痔疾	
	操作:直刺 1~1.5 寸	
★承山	在小腿后区,腓肠肌两肌腹与肌腱交角处	
	注:伸直小腿或足跟上提时,腓肠肌肌腹下出现尖角凹陷中(即腓肠肌内、外侧头分开的地方,呈"人"字形沟)	
	主治:①腰腿拘急、疼痛;②痔疾,便秘;③腹痛,疝气	
	操作:直刺 1~2 寸。不宜做过强的刺激,以免引起腓肠肌痉挛	
飞扬	在小腿后区,昆仑直上 7 寸,腓肠肌外下缘与跟腱移行处	
	注:承山外侧斜下方 1 寸处,下直昆仑	
	主治:①腰腿疼痛;②头痛,目眩;③鼻塞,鼻衄;④痔疾	
	操作:直刺 1~1.5 寸	

（续表）

跗阳	在小腿后区,昆仑直上 3 寸,腓骨与跟腱之间
	主治:①腰骶痛、下肢痿痹、外踝肿痛等腰、下肢病证;②头痛
	操作:直刺 0.8～1.2 寸
★昆仑	在踝区,外踝尖与跟腱之间的凹陷中
	主治:①后头痛,项强,目眩;②腰骶疼痛,足踝肿痛;③癫痫;④滞产
	操作:直刺 0.5～0.8 寸。孕妇禁用,经期慎用
仆参	在跟区,昆仑直下,跟骨外侧,赤白肉际处
	主治:①下肢痿痹,足跟痛;②癫痫
	操作:直刺 0.3～0.5 寸
★申脉	在踝区,外踝尖直下,外踝下缘与跟骨之间凹陷中
	注:外踝下方凹陷中,与照海内外相对
	主治:①头痛,眩晕;②失眠、癫狂痫等神志病证;③腰腿酸痛
	操作:直刺 0.3～0.5 寸
金门	在足背,外踝前缘直下,第 5 跖骨粗隆后方,骰骨下缘凹陷中
	主治:①头痛、腰痛、下肢痿痹、外踝痛等痛证、痹证;②癫痫;③小儿惊风
	操作:直刺 0.3～0.5 寸

(续表)

京骨	在跖区,第5跖骨粗隆前下方,赤白肉际处
	注:在足外侧缘,约当足跟与跖趾关节连线的中点处可触到明显隆起的骨,即第5跖骨粗隆
	主治:①头痛,项强;②腰腿痛;③癫痫;④目翳
	操作:直刺0.3~0.5寸
束骨	在跖区,第5跖趾关节的近端,赤白肉际处
	主治:①头痛、项强、目眩等头部疾患;②腰腿痛;③癫狂
	操作:直刺0.3~0.5寸
足通谷	在跖区,第5跖趾关节的远端,赤白肉际处
	主治:①头痛,项强;②目眩,鼻衄;③癫狂
	操作:直刺0.2~0.3寸
★至阴	在足趾,小趾末节外侧,趾甲根角侧后方0.1寸(指寸)
	注:足小趾外侧甲根角侧后方(即沿角平分线方向)0.1寸。相当于沿爪甲外侧画一直线与爪甲基底缘水平线交点处取穴
	主治:①胎位不正,滞产;②头痛,目痛;③鼻塞,鼻衄
	操作:浅刺0.1寸。胎位不正用灸法

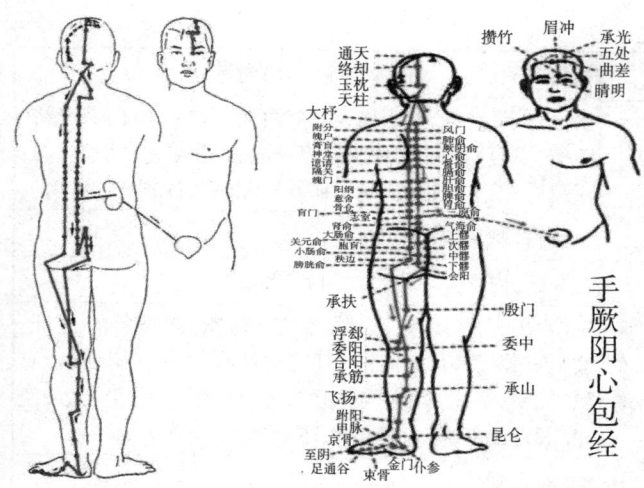

手厥阴心包经

十、足少阴肾经(27 穴)

KI二十七肾经属，起于涌泉止俞府，肝心脾肺膀胱肾，肠腹泌尿生殖喉，足心凹陷是涌泉，舟骨之下取然谷，太溪内踝跟腱间，大钟溪泉跟后主，水泉太溪下一寸，照海踝下凹陷处，复溜踝上二寸取，交信溜前胫骨后，踝上五寸寻筑宾，半腱肌外取阴谷，从腹中线开半寸，横骨平取曲骨沿，大赫气穴并四满，中注肓俞平章看，商曲又凭下脘取，石关阴都通谷言，幽门适当巨阙侧，诸穴均在肋隙间，步廊却近中庭穴，神封灵墟神藏间，或中俞府锁骨下，都隔一肋仔细研

★ 涌 泉	在足底，屈足卷趾时足心最凹陷中
	注：卧位或伸腿坐位，卷足，约当足底第 2、3 趾蹼缘与足跟连线的前 1/3 与后 2/3 交点凹陷中
	主治：①昏厥、中暑、小儿惊风、癫狂痫等急症及神志病证；②头痛、头晕、目眩、失眠；③咯血、咽喉肿痛、喉痹、失音等肺系病证；④大便难，小便不利；⑤奔豚气；⑥足心热
	操作：直刺 0.5～1 寸，针刺时要防止刺穿足底动脉弓。临床常用灸法或药物贴敷

（续表）

然谷	在足内侧,足舟骨粗隆下方,赤白肉际处
	主治:①月经不调、阴挺、阴痒、白浊等妇科病证;②遗精、阳痿、小便不利等泌尿生殖系统疾患;③咯血,咽喉肿痛;④消渴;⑤下肢痿痹,足跗痛⑥小儿脐风,口噤;⑦腹泻
	操作:直刺 0.5 ~ 1 寸
★太溪	在踝区,内踝尖与跟腱之间的凹陷中
	主治:①头痛、目眩、失眠、健忘、遗精、阳痿等肾虚证;②咽喉肿痛、齿痛、耳鸣、耳聋等阴虚性五官病证;③咳嗽、气喘、咯血、胸痛等肺系疾患;④消渴,小便频数,便秘;⑤月经不调;⑥腰脊痛,下肢厥冷,内踝肿痛
	操作:直刺 0.5 ~ 1 寸
大钟	在跟区,内踝后下方,跟骨上缘,跟腱附着部前缘凹陷中
	主治:①痴呆;②癃闭,遗尿,便秘;③月经不调;④咯血,气喘;⑤腰脊强痛,足跟痛
	操作:直刺 0.3 ~ 0.5 寸
水泉	在跟区,太溪直下 1 寸,跟骨结节内侧凹陷中
	主治:①月经不调、痛经、阴挺等妇科病证;②小便不利,淋证,血尿
	操作:直刺 0.3 ~ 0.5 寸
★照海	在踝区,内踝尖下 1 寸,内踝下缘边际凹陷中
	注:由内踝尖向下推,至其下缘凹陷中。与申脉内外相对
	主治:①失眠、癫痫等神志病证;②咽喉干痛、目赤肿痛等五官热性病证;③月经不调、痛经、带下、阴挺等妇科病证;④小便频数,癃闭
	操作:直刺 0.5 ~ 0.8 寸

（续表）

复溜	在小腿内侧,内踝尖上 2 寸,跟腱的前缘	
	注:前平交信	
	主治:①水肿、汗证(无汗或多汗)等津液输布失调病证;②腹胀、腹泻、肠鸣等胃肠病证;③腰脊强痛,下肢痿痹	
	操作:直刺 0.5～1 寸	
交信	在小腿内侧,内踝尖上 2 寸,胫骨内侧缘后际凹陷中	
	注:复溜前 0.5 寸	
	主治:①月经不调、崩漏、阴挺、阴痒等妇科病证;②腹泻、便秘、痢疾等胃肠病证;③五淋;④疝气	
	操作:直刺 0.5～1 寸	
筑宾	在小腿内侧,太溪直上 5 寸,比目鱼肌与跟腱之间	
	注 1:屈膝,小腿抗阻力绷紧,胫骨内侧缘后呈现一条明显的纵形肌肉,即比目鱼肌。 注 2:太溪与阴谷的连线上,横平蠡沟	
	主治:①癫狂;②疝气;③呕吐涎沫,吐舌;④小腿内侧痛	
	操作:直刺 1～1.5 寸	
阴谷	在膝后区,腘横纹上,半腱肌肌腱外侧缘	
	主治:①癫狂;②阳痿、小便不利、月经不调、崩漏等泌尿生殖系统疾患;③膝股内侧痛	
	操作:直刺 1～1.5 寸	
横骨	在下腹部,脐中下 5 寸,前正中线旁开 0.5 寸	
	主治:①少腹胀痛;②小便不利、遗尿、遗精、阳痿等泌尿生殖系疾患;③疝气	
	操作:直刺 1～1.5 寸	

（续表）

大赫	在下腹部,脐中下 4 寸,前正中线旁开 0.5 寸
	主治:①遗精,阳痿;②阴挺、带下、月经不调等妇科病证;③泄泻,痢疾
	操作:直刺 1~1.5 寸
气穴	在下腹部,脐中下 3 寸,前正中线旁开 0.5 寸
	主治:①月经不调,带下,不孕;②小便不利;③腹泻;④奔豚气
	操作:直刺 1~1.5 寸
四满	在下腹部,脐中下 2 寸,前正中线旁开 0.5 寸
	主治:①月经不调、崩漏、带下、产后恶露不尽等妇产科病证;②遗精,遗尿;③小腹痛,脐下积、聚、疝、瘕等腹部疾患;④便秘,水肿
	操作:直刺 1~1.5 寸。利水多用灸法
中注	在下腹部,脐中下 1 寸,前正中线旁开 0.5 寸
	主治:①月经不调;②腹痛、便秘、腹泻等胃肠病证
	操作:直刺 1~1.5 寸
肓俞	在腹部,脐中旁开 0.5 寸
	主治:①腹痛绕脐、腹胀、腹泻、便秘等胃肠病证;②疝气;③月经不调
	操作:直刺 1~1.5 寸
商曲	在上腹部,脐中上 2 寸,前正中线旁开 0.5 寸
	主治:①胃痛、腹痛、腹胀、腹泻、便秘等胃肠病证;②腹中积聚
	操作:直刺 1~1.5 寸

（续表）

石关	在上腹部,脐中上3寸,前正中线旁开0.5寸
	主治:①胃痛、呕吐、腹痛、便秘等胃肠病证;②产后腹痛、不孕
	操作:直刺1~1.5寸
阴都	在上腹部,脐中上4寸,前正中线旁开0.5寸
	主治:胃痛、腹胀、便秘等胃肠病证
	操作:直刺1~1.5寸
腹通谷	在上腹部,脐中上5寸,前正中线旁开0.5寸
	主治:①腹痛、腹胀、胃痛、呕吐等胃肠病证;②心痛、心悸、胸痛等心胸病证
	操作:直刺0.5~0.8寸
幽门	在上腹部,脐中上6寸,前正中线旁开0.5寸
	主治:腹痛、善哕、呕吐、腹胀、腹泻等胃肠病证
	操作:直刺0.5~0.8寸,不可向上深刺,以免伤及内脏
步廊	在胸部,第5肋间隙,前正中线旁开2寸
	主治:①胸痛、咳嗽、气喘等胸肺病证;②乳痈
	操作:斜刺或平刺0.5~0.8寸,不可向上深刺,以免伤及心、肺
神封	在胸部,第4肋间隙,前正中线旁开2寸
	主治:①胸胁支满、咳嗽、气喘等胸肺疾患;②乳痈;③呕吐,不嗜食
	操作:斜刺或平刺0.5~0.8寸,不可深刺,以免伤及心、肺

（续表）

灵墟	在胸部,第3肋间隙,前正中线旁开2寸
	主治:①胸胁支满、咳嗽、气喘等胸肺疾患;②乳痈;③呕吐
	操作:斜刺或平刺0.5~0.8寸,不可深刺,以免伤及心、肺
神藏	在胸部,第2肋间隙,前正中线旁开2寸
	主治:①胸胁支满、咳嗽、气喘等胸肺疾患;②呕吐,不嗜食
	操作:斜刺或平刺0.5~0.8寸,不可深刺,以免伤及心、肺
彧中	在胸部,第1肋间隙,前正中线旁开2寸
	主治:咳嗽、气喘、胸胁支满、痰涌等肺系病证
	操作:斜刺或平刺0.5~0.8寸,不可深刺,以免伤及心、肺
俞府	在胸部,锁骨下缘,前正中线旁开2寸
	主治:咳嗽、气喘、胸痛等胸肺疾患
	操作:斜刺或平刺0.5~0.8寸,不可深刺,以免伤及心、肺

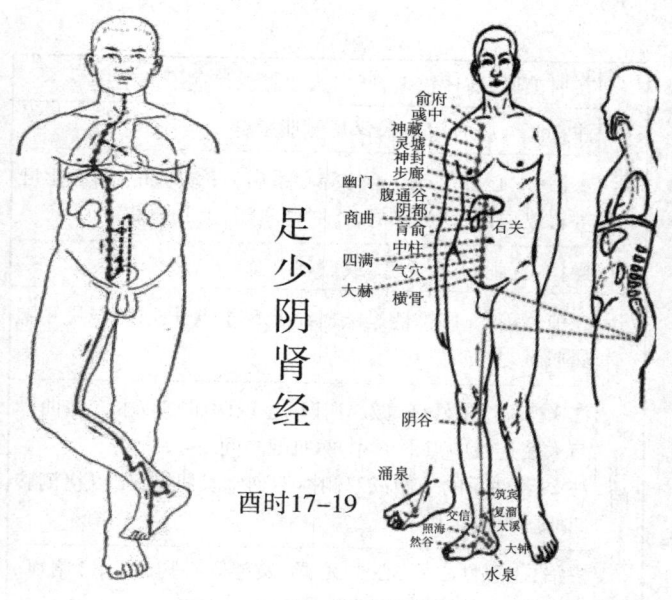

足少阴肾经

酉时17-19

俞府
彧中
神藏
灵墟
神封
步廊
幽门
腹通谷
商曲　阴都
肓俞　石关
四满　中柱
气穴
大赫　横骨

阴谷

涌泉
交信
照海
然谷
水泉
筑宾
复溜
太溪
大钟

十一、手厥阴心包经(9穴)

ＰＣ心包手厥阴,起于天池中冲尽,心胸肺胃效皆好,神志血病亦可寻,天池乳外旁一寸,天泉腋下二寸循,曲泽腱内横纹上,郄门去腕五寸寻,间使腕后方三寸,内关掌后二寸停,掌后纹中大陵在,两条肌腱标准明,劳宫屈指掌心取,中指末端是中冲

天池	在胸部,第4肋间隙,前正中线旁开5寸
	主治:①咳嗽、痰多、胸闷、气喘、胸痛等心肺病证;②腋肿,乳痛,乳少;③瘰疬
	操作:斜刺或平刺0.3~0.5寸,不可深刺,以免伤及心、肺
天泉	在臂前区,腋前纹头下2寸,肱二头肌的长、短头之间
	主治:①心痛、咳嗽、胸胁胀满等心肺病证;②胸背及上臂内侧痛
	操作:直刺1~1.5寸

（续表）

曲泽	在肘前区,肘横纹上,肱二头肌腱的尺侧缘凹陷中
	注:仰掌,屈肘45°,尺泽尺侧肌腱旁
	主治:①心痛、心悸、善惊等心系病证;②胃痛、呕血、呕吐等胃热病证;③暑热病;④肘臂挛痛,上肢颤动
	操作:直刺1~1.5寸,或点刺出血
郄门	在前臂前区,腕掌侧远端横纹上5寸,掌长肌腱与桡侧腕屈肌腱之间
	注1:握拳,手外展,微屈肘时,显现两肌腱。本穴在曲泽与大陵连线中点下1寸,两肌腱之间 注2:若两手的一侧或双侧摸不到掌长肌腱,则以桡侧腕屈肌腱尺侧定位
	主治:①急性心痛、心悸、心烦、胸痛等心胸病证;②咯血、呕血、衄血等热性出血证;③疔疮;④癫痫
	操作:直刺0.5~1寸
间使	在前臂前区,腕掌侧远端横纹上3寸,掌长肌腱与桡侧腕屈肌腱之间
	注1:握拳,手外展,微屈肘时,显现两肌腱。本穴在大陵直上3寸,两肌腱之间 注2:若两手的一侧或双侧摸不到掌长肌腱,则以桡侧腕屈肌腱尺侧定位
	主治:①心痛、心悸等心系病证;②胃痛、呕吐等胃热病证;③热病、疟疾;④癫狂痫;⑤腋肿,肘、臂、腕挛痛
	操作:直刺0.5~1寸

（续表）

★内关	在前臂前区,腕掌侧远端横纹上 2 寸,掌长肌腱与桡侧腕屈肌腱之间
	注 1:握拳,手外展,微屈肘时,显现两肌腱。本穴在大陵直上 2 寸,两肌腱之间,与外关相对 注 2:若两手的一侧或双侧摸不到掌长肌腱,则以桡侧腕屈肌腱尺侧定位
	主治:①心痛、胸闷、心动过速或过缓等心系病证;②胃痛、呕吐、呃逆等胃腑病证;③中风,偏瘫,眩晕,偏头痛;④失眠、郁证、癫狂痫等神志病证;⑤肘、臂、腕挛痛
	操作:直刺 0.5~1 寸
★大陵	在腕前区,腕掌侧远端横纹中,掌长肌腱与桡侧腕屈肌腱之间
	注 1:握拳,手外展,微屈腕时,显现两肌腱。本穴在腕掌远侧横纹的中点,两肌腱之间,横平豌豆骨上缘处的神门 注 2:若两手的一侧或双侧摸不到掌长肌腱,则以桡侧腕屈肌腱尺侧定位
	主治:①心痛,心悸,胸胁满痛;②胃痛、呕吐、口臭等胃腑病证;③喜笑悲恐、癫狂痫等神志疾患;④臂、手挛痛
	操作:直刺 0.3~0.5 寸
劳宫	在掌区,横平第 3 掌指关节近端,第 2、3 掌骨之间偏于第 3 掌骨
	注 1:握拳屈指时,中指尖点到处,第 3 掌骨桡侧 注 2:另一种定位:在掌区,横平第 3 掌指关节近端,第 3、4 掌骨之间偏于第 3 掌骨
	主治:①中风昏迷、中暑等急症;②心痛、烦闷、癫狂痫等心与神志病证;③口疮,口臭;④鹅掌风
	操作:直刺 0.3~0.5 寸

（续表）

	在手指,中指末端最高点
★ 中 冲	注:另一种定位:在手指,中指末节桡侧指甲根角侧上方0.1寸(指寸)
	主治:①中风昏迷、舌强不语、中暑、昏厥、小儿惊风等急症;②热病,舌下肿痛;③小儿夜啼
	操作:浅刺0.1寸;或点刺出血

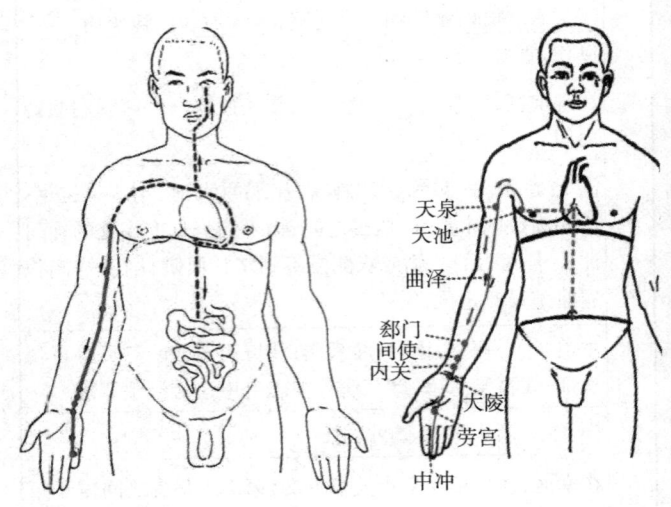

天泉
天池
曲泽
郄门
间使
内关
大陵
劳宫
中冲

十二、手少阳三焦经(23 穴)

TE 二三三焦经,起关冲止丝竹空,头侧耳目热神志,腹胀水肿遗尿癃,关冲无名尺侧角,液门握拳指缝寻,中渚关节后凹陷,阳池腕表有陷凹,腕上二寸取外关,支沟腕上三寸安,会宗三寸尺骨缘,三阳络在四寸间,肘下五寸寻四渎,肘上一寸天井见,肘上二寸清冷渊,消泺肘上五寸间,臑会三角肌后下,肩髎肩峰后下陷,天髎肩胛骨上角,天牖平颌肌后缘,乳突前下取翳风,下三分之一瘈脉,上三分之一颅息,角孙发际平耳尖,耳门屏上切迹前,和髎耳根前指宽,丝竹空穴在何处?眼眶外缘眉梢陷

关冲	在手指,第 4 指末节尺侧,指甲根角侧上方 0.1 寸(指寸)
	注:第 4 指末节尺侧指甲根角侧上方(即沿角平分线方向)0.1 寸。相当于沿爪甲尺侧画一直线与爪甲基底缘水平线交点处取穴
	主治:①头痛、目赤、耳鸣、耳聋、喉痹、舌强等头面五官病证;②热病,中暑
	操作:浅刺 0.1 寸;或点刺出血
液门	在手背,第 4、5 指间,指蹼缘上方赤白肉际凹陷中
	主治:①头痛、目赤、耳鸣、耳聋、喉痹等头面五官热性病证;②疟疾;③手臂痛
	操作:直刺 0.3～0.5 寸
中渚	在手背,第 4、5 掌骨间,第 4 掌指关节近端凹陷中
	主治:①头痛、目赤、耳鸣、耳聋、喉痹等头面五官病证;②热病,疟疾;③肩背肘臂酸痛,手指不能屈伸
	操作:直刺 0.3～0.5 寸

（续表）

阳池	在腕后区,腕背侧远端横纹上,指伸肌腱的尺侧缘凹陷中
	注1:指伸肌腱,在抗阻力伸指伸腕时可明显触及
	注2:俯掌,沿第4、5掌骨间向上至腕背侧远端横纹处的凹陷中,横平阳溪、阳谷
	主治:①目赤肿痛、耳聋、喉痹等五官病证;②消渴,口干;③腕痛,肩臂痛
	操作:直刺0.3~0.5寸
★外关	在前臂后区,腕背侧远端横纹上2寸,尺骨与桡骨间隙中点
	注:阳池上2寸,两骨之间凹陷中。与内关相对
	主治:①热病;②头痛、目赤肿痛、耳鸣、耳聋等头面五官病证;③瘰疬;④胁肋痛;⑤上肢痿痹不遂
	操作:直刺0.5~1寸
★支沟	在前臂后区,腕背侧远端横纹上3寸,尺骨与桡骨间隙中点
	注:外关上1寸,两骨之间,横平会宗
	主治:①耳聋,耳鸣,暴喑;②胁肋痛;③便秘;④瘰疬;⑤热病
	操作:直刺0.5~1寸
会宗	在前臂后区,腕背侧远端横纹上3寸,尺骨的桡侧缘
	注:支沟尺侧
	主治:①耳鸣,耳聋;②手臂痛
	操作:直刺0.5~1寸

（续表）

三阳络	在前臂后区,腕背侧远端横纹上4寸,尺骨与桡骨间隙中点
	注:阳池与肘尖连线的上2/3与下1/3的交点处,两骨之间
	主治:①耳聋、暴喑、齿痛等五官病证;②手臂痛
	操作:直刺0.5～1寸
四渎	在前臂后区,肘尖下5寸,尺骨与桡骨间隙中点
	主治:①耳聋、暴喑、齿痛、咽喉肿痛等五官病证;②手臂痛
	操作:直刺0.5～1寸
天井	在肘后区,肘尖上1寸凹陷中
	注:屈肘90°时,鹰嘴窝中
	主治:①耳聋;②癫痫;③瘰疬,瘿气;④偏头痛,胁肋痛,颈项肩臂痛;⑤肘劳
	操作:直刺0.5～1寸
清泠渊	在臂后区,肘尖与肩峰角连线上,肘尖上2寸
	注:伸肘,肘尖上2寸
	主治:头痛,目痛,胁痛,肩臂痛
	操作:直刺0.8～1.2寸
消泺	在臂后区,肘尖与肩峰角连线上,肘尖上5寸
	注:伸肘,肘尖上5寸
	主治:头痛,齿痛,项背痛
	操作:直刺1～1.5寸
臑会	在臂后区,肩峰角下3寸,三角肌的后下缘
	主治:①瘰疬,瘿气;②上肢痹痛
	操作:直刺1～1.5寸

（续表）

肩髎	在三角肌区,肩峰角与肱骨大结节两骨间凹陷中
	注:屈臂外展时,肩峰外侧缘前后端呈现两个凹陷,前一较深凹陷为肩髃,后一凹陷即本穴;垂肩时,肩髎后约1寸
	主治:臂痛,肩重不能举
	操作:向肩关节直刺1~1.5寸
天髎	在肩胛区,肩胛骨上角骨际凹陷中
	注:正坐垂肩,肩井与曲垣连线的中点
	主治:肩臂痛,颈项强急
	操作:直刺0.5~1寸
天牖	在颈部,横平下颌角,胸锁乳突肌的后缘凹陷中
	主治:①头痛、头眩、项强、目不明、暴聋、鼻衄、喉痹等头项、五官病证;②瘰疬;③颈项强痛
	操作:直刺0.5~1寸
★翳风	在颈部,耳垂后方,乳突下端前方凹陷中
	主治:①耳鸣、耳聋等耳疾;②口眼㖞斜、面痛、牙关紧闭、颊肿等面、口病证;③瘰疬
	操作:直刺0.5~1寸
瘛脉	在头部,乳突中央,角孙与翳风沿耳轮弧形连线的上2/3与下1/3的交点处
	主治:①头痛;②耳鸣,耳聋;③小儿惊风
	操作:平刺0.3~0.5寸;或点刺静脉出血
颅息	在头部,角孙与翳风沿耳轮弧形连线的上1/3与下2/3的交点处
	主治:①头痛;②耳鸣,耳聋;③小儿惊风
	操作:平刺0.3~0.5寸

（续表）

角孙	在头部,耳尖正对发际处
	主治:①头痛,项强;②疿腮,齿痛;③目翳,目赤肿痛
	操作:平刺0.3~0.5寸
耳门	在耳区,耳屏上切迹与下颌骨髁突之间的凹陷中
	注:微张口,耳屏上切迹前的凹陷中,听宫直上
	主治:①耳鸣、耳聋、聤耳等耳疾;②齿痛,颈颌痛
	操作:微张口,直刺0.5~1寸
耳和髎	在头部,鬓发后缘,耳郭根的前方,颞浅动脉的后缘
	主治:①头痛,耳鸣;②牙关紧闭,口㖞
	操作:避开动脉,平刺0.3~0.5寸
丝竹空	在面部,眉梢凹陷中
	注:瞳子髎直上
	主治:①癫痫;②头痛、目眩、目赤肿痛、眼睑瞤动等头目病证;③齿痛
	操作:平刺0.3~0.5寸

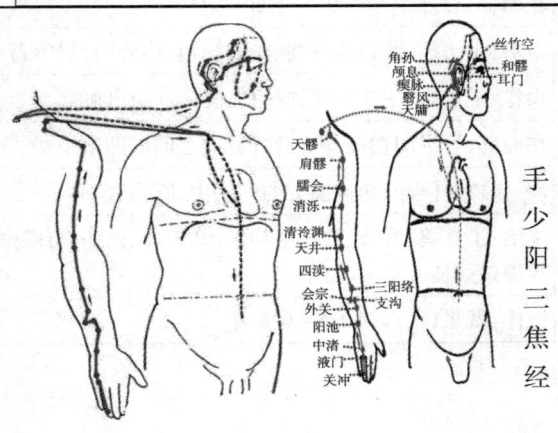

手少阳三焦经

十三、足少阳胆经(44 穴)

GB 四十四足少阳,头侧耳目鼻喉恙,起瞳子髎止窍阴,身侧神志热妇良,外眦五分瞳子髎,听会屏间前陷乡,上关颧弓上缘取,以下五穴细推商,头维胃经连额厌,悬颅悬厘在下方,曲鬓发际平角孙,头维曲鬓串一行,五穴间隔均相等,率谷入发寸半量,天冲率后距五分,浮白耳尖后寸乡,头窍阴乳突上,完骨乳突后下方,本神神庭三寸旁,阳白眉上一寸量,入发五分头临泣,瞳孔直上取之良,目窗正营及承灵,相距寸寸半量,脑空池上平脑户,粗隆上缘外两旁,风池耳后平风府,颅底筋外有陷凹,肩井颈七肩峰间,渊腋腋下四肋现,辄筋腋前横一寸,日月乳下三肋现,京门十二肋骨端,带脉章下平脐看,五枢髂前上棘前,略下五分维道见,居髎髂前转子取,环跳髀枢陷中间,风市垂手中指尽,腘上七寸中渎陈,阳关骨髁后上缘,小头前下阳陵泉,阳交外丘骨后前,外踝尖上七寸看,光明踝五阳辅四,悬钟三寸骨前缘,外踝前下丘墟寻,临泣四趾本节扪,侠溪穴与地五会,跖趾关节前后寻,四趾外端足窍阴,四十四穴仔细吟

瞳子髎	在面部,目外眦外侧 0.5 寸凹陷中
	主治:①头痛;②目赤肿痛、羞明流泪、内障、目翳等目疾
	操作:平刺 0.3~0.5 寸,或用三棱针点刺出血
听会	在面部,耳屏间切迹与下颌骨髁突之间的凹陷中
	注:张口,耳屏间切迹前方的凹陷中,听宫直下
	主治:①耳鸣、耳聋、聤耳等耳疾;②齿痛、面痛、口眼㖞斜等面口病证
	操作:微张口,直刺 0.5~0.8 寸

（续表）

上关	在面部,颧弓上缘中央凹陷中
	注:下关直上,颧弓上缘凹陷中
	主治:①耳鸣、耳聋、聤耳等耳疾;②齿痛、面痛、口眼㖞斜、口噤等面口病证;③癫狂痫
	操作:直刺0.3~0.5寸
颔厌	在头部,从头维至曲鬓的弧形连线(其弧度与鬓发弧度相应)的上1/4与下3/4的交点处
	主治:①偏头痛,眩晕;②惊痫;③耳鸣、目外眦痛、齿痛等五官病证
	操作:平刺0.5~0.8寸
悬颅	在头部,从头维至曲鬓的弧形连线(其弧度与鬓发弧度相应)的中点处
	主治:①偏头痛;②目赤肿痛,齿痛;③鼽衄
	操作:平刺0.5~0.8寸
悬厘	在头部,从头维至曲鬓的弧形连线(其弧度与鬓发弧度相应)的上3/4与下1/4的交点处
	主治:①偏头痛;②目赤肿痛;③耳鸣
	操作:向后平刺0.5~0.8寸
曲鬓	在头部,耳前鬓角发际后缘与耳尖水平线的交点处
	主治:头痛连齿、颊颔肿、口噤等头面病证
	操作:平刺0.5~0.8寸
率谷	在头部,耳尖直上入发际1.5寸
	注:角孙直上,入发际1.5寸;咀嚼时,以手按之有肌肉鼓动
	主治:①偏头痛,眩晕;②小儿急、慢惊风
	操作:平刺0.5~0.8寸

（续表）

天冲	在头部,耳根后缘直上,入发际2寸
	注:率谷之后0.5寸
	主治:①偏头痛;②癫痫;③齿龈肿痛
	操作:平刺0.5~0.8寸
浮白	在头部,耳后乳突的后上方,从天冲至完骨的弧形连线(其弧度与耳郭弧度相应)的上1/3与下2/3交点处
	注:侧头部,耳尖后方,入发际1寸
	主治:①头痛、耳鸣、耳聋、齿痛等头面病证;②瘰气
	操作:平刺0.5~0.8寸
头窍阴	在头部,耳后乳突的后上方,从天冲到完骨的弧形连线(其弧度与耳郭弧度相应)的上2/3与下1/3交点处
	主治:①头痛,眩晕;②耳鸣,耳聋
	操作:平刺0.5~0.8寸
完骨	在头部,耳后乳突的后下方凹陷中
	主治:①癫痫;②头痛、颈项强痛、喉痹、颊肿、齿痛、口喎等头项五官病证;③中风
	操作:平刺0.5~0.8寸
本神	在头部,前发际上0.5寸,头正中线旁开3寸
	注:神庭与头维弧形连线(其弧度与前发际弧度相应)的内2/3与外1/3的交点处
	主治:①癫痫,小儿惊风,中风;②头痛,目眩;③不寐
	操作:平刺0.5~0.8寸

（续表）

阳白	在头部,眉上 1 寸,瞳孔直上
	主治:①前头痛;②眼睑下垂,口眼㖞斜;③目赤肿痛、视物模糊、眼睑眴动等目疾
	操作:平刺 0.5 ~ 0.8 寸
头临泣	在头部,前发际上 0.5 寸,瞳孔直上
	注:两目平视,瞳孔直上,正当神庭与头维弧形连线(其弧度与前发际弧度相应)的中点处
	主治:①头痛;②目痛、目眩、流泪、目翳等目疾;③鼻塞,鼻渊;④小儿惊痫
	操作:平刺 0.5 ~ 0.8 寸
目窗	在头部,前发际上 1.5 寸,瞳孔直上
	注:头临泣直上 1 寸处
	主治:①头痛;②目痛、目眩、远视、近视等目疾;③小儿惊痫
	操作:平刺 0.5 ~ 0.8 寸
正营	在头部,前发际上 2.5 寸,瞳孔直上
	注:头临泣直上 2 寸处
	主治:①头痛、头晕、目眩等头目病证;②齿痛
	操作:平刺 0.5 ~ 0.8 寸
承灵	在头部,前发际上 4 寸,瞳孔直上
	注:正营后 1.5 寸,横平通天
	主治:①头痛,眩晕;②目痛;③鼻渊、鼻衄、鼻窒、多涕等鼻疾
	操作:平刺 0.5 ~ 0.8 寸

（续表）

脑空	在头部,横平枕外隆凸的上缘,风池直上
	注:横平脑户、玉枕
	主治:①热病;②头痛,颈项强痛;③目眩、目赤肿痛、鼻痛、耳聋等五官病证;④惊悸,癫痫
	操作:平刺0.5~0.8寸
★风池	在颈后区,枕骨之下,胸锁乳突肌上端与斜方肌上端之间的凹陷中
	主治:①中风、癫痫、头痛、眩晕、耳鸣、耳聋等内风所致的病证;②感冒、鼻塞、鼽衄、目赤肿痛、口眼㖞斜等外风所致的病证;③颈项强痛
	操作:针尖微下,向鼻尖斜刺0.8~1.2寸;或平刺透风府穴。深部中间为延髓,必须严格掌握针刺的角度和深度
★肩井	在肩胛区,第7颈椎棘突与肩峰最外侧点连线的中点
	主治:①颈项强痛,肩背疼痛,上肢不遂;②滞产、乳痈、乳汁不下、乳癖等妇产科及乳房疾患;③瘰疬
	操作:直刺0.3~0.5寸。内有肺尖,不可深刺;孕妇禁针
渊腋	在胸外侧区,第4肋间隙中,在腋中线上
	主治:①胸满,胁痛;②上肢痹痛,腋下肿
	操作:斜刺或平刺0.5~0.8寸,不可深刺,以免伤及脏器
辄筋	在胸外侧区,第4肋间隙中,在腋中线前1寸
	主治:①胸满,气喘;②呕吐,吞酸;③胁痛,腋肿,肩背痛
	操作:斜刺或平刺0.5~0.8寸,不可深刺,以免伤及脏器

（续表）

日月	在胸部,第7肋间隙中,前正中线旁开4寸
	注1:乳头直下,期门下1肋
	注2:女性在锁骨中线与第7肋间隙交点处
	主治:①黄疸、胁肋疼痛等肝胆病证;②呕吐、吞酸、呃逆等肝胆犯胃病证
	操作:斜刺或平刺0.5~0.8寸,不可深刺,以免伤及脏器
京门	在上腹部,第12肋骨游离端的下际
	注:侧卧举臂,从腋后线的肋弓软骨缘下方向后触及第12肋骨游离端,在下方取穴
	主治:①小便不利、水肿等水液代谢失调病证;②腹胀、肠鸣、腹泻等胃肠病证;③腰痛,胁痛
	操作:直刺0.5~1寸
带脉	在侧腹部,第11肋骨游离端垂线与脐水平线的交点上
	注1:尽量收腹,显露肋弓软骨缘,沿此缘向外下方至其底部稍下方可触及第11肋骨游离端
	注2:章门直下,横平神阙
	主治:①月经不调、闭经、赤白带下等妇科病;②疝气;③腰痛,胁痛
	操作:直刺1~1.5寸
五枢	在下腹部,横平脐下3寸,髂前上棘内侧
	注:带脉下3寸处,横平关元
	主治:①赤白带下、月经不调、阴挺、小腹痛等妇科病证;②疝气,少腹痛;③腰胯痛
	操作:直刺1~1.5寸

（续表）

维道	在下腹部,髂前上棘内下 0.5 寸
	注:五枢内下 0.5 寸
	主治:①阴挺、赤白带下、月经不调等妇科病证;②疝气,少腹痛;③腰胯痛
	操作:直刺或向前下方斜刺 1~1.5 寸
居髎	在臀区,髂前上棘与股骨大转子最凸点连线的中点处
	主治:①腰腿痹痛,瘫痪;②疝气,少腹痛
	操作:直刺 1~1.5 寸
★环跳	在臀区,股骨大转子最凸点与骶管裂孔连线的外 1/3 与内 2/3 交点处
	注:侧卧,伸下腿,上腿屈髋屈膝取穴
	主治:腰胯疼痛、下肢痿痹、半身不遂等腰腿疾患
	操作:直刺 2~3 寸
风市	在股部,直立垂手,掌心贴于大腿时,中指尖所指凹陷中,髂胫束后缘
	注:稍屈膝,大腿稍内收提起,可显露髂胫束
	主治:①下肢痿痹、麻木及半身不遂等下肢疾患;②遍身瘙痒,脚气
	操作:直刺 1~1.5 寸
中渎	在股部,腘横纹上 7 寸,髂胫束后缘
	主治:下肢痿痹、麻木及半身不遂等下肢疾患
	操作:直刺 1~1.5 寸

（续表）

膝阳关	在膝部,股骨外上髁后上缘,股二头肌腱与髂胫束之间的凹陷中
	主治:①膝腘肿痛、挛急及小腿麻木等下肢、膝关节疾患;②脚气
	操作:直刺1~1.5寸
★阳陵泉	在小腿外侧,腓骨头前下方凹陷中
	主治:①黄疸、胁痛、口苦、呕吐、吞酸等肝胆犯胃病证;②膝肿痛、下肢痿痹及麻木等下肢、膝关节疾患;③小儿惊风;④肩痛
	操作:直刺1~1.5寸
阳交	在小腿外侧,外踝尖上7寸,腓骨后缘
	注:外踝尖与腘横纹外侧段连线中点下1寸,外丘后
	主治:①惊狂、癫痫等神志病证;②瘈疭;③胸胁满痛;④下肢痿痹
	操作:直刺1~1.5寸
外丘	在小腿外侧,外踝尖上7寸,腓骨前缘
	注:外踝尖与腘横纹外侧段连线中点下1寸,阳交前
	主治:①癫狂;②胸胁胀满;③下肢痿痹;④颈项强痛
	操作:直刺1~1.5寸
光明	在小腿外侧,外踝尖上5寸,腓骨前缘
	主治:①目痛、夜盲、近视、目花等目疾;②胸乳胀痛,乳少;③下肢痿痹
	操作:直刺1~1.5寸

（续表）

阳辅	在小腿外侧,外踝尖上4寸,腓骨前缘
	主治:①偏头痛、目外眦痛、咽喉肿痛、腋下肿痛、胸胁满痛等头面躯体痛证;②瘰疬;③下肢痿痹
	操作:直刺0.8~1.2寸
★悬钟	在小腿外侧,外踝尖上3寸,腓骨前缘
	主治:①痴呆、中风等髓海不足疾患;②颈项强痛,胸胁满痛,下肢痿痹
	操作:直刺0.5~0.8寸
丘墟	在踝区,外踝的前下方,趾长伸肌腱的外侧凹陷中
	主治:①目赤肿痛、目翳等目疾;②颈项痛、腋下肿、胸胁痛、外踝肿痛等痛证;③足内翻,足下垂
	操作:直刺0.5~0.8寸
足临泣	在足背,第4、5跖骨底结合部的前方,第5趾长伸肌腱外侧凹陷中
	主治:①偏头痛、目赤肿痛、胁肋疼痛、足跗疼痛等痛证;②月经不调,乳少,乳痈;③疟疾;④瘰疬
	操作:直刺0.3~0.5寸
地五会	在足背,第4、5跖骨间,第4跖趾关节近端凹陷中
	主治:①头痛、目赤肿痛、胁痛、足跗肿痛等痛证;②耳鸣、耳聋;③乳痈
	操作:直刺0.3~0.5寸
侠溪	在足背,第4、5趾间,趾蹼缘后方赤白肉际处
	主治:①惊悸;②头痛、眩晕、颊肿、耳鸣、耳聋、目赤肿痛等头面五官病证;③胁肋疼痛、膝股痛、足跗肿痛等痛证;④乳痈;⑤热病
	操作:直刺0.3~0.5寸

（续表）

	在足趾,第4趾末节外侧,趾甲根角侧后方0.1寸(指寸)
足窍阴	注:足第4趾外侧甲根角侧后方(即沿角平分线方向)0.1寸。相当于沿爪甲外侧画一直线与爪甲基底缘水平线交点处取穴
	主治:①头痛、目赤肿痛、耳鸣、耳聋、喉痹等头面五官病证;②胸胁痛,足跗肿痛③不寐④热病
	操作:浅刺0.1~0.2寸;或点刺出血

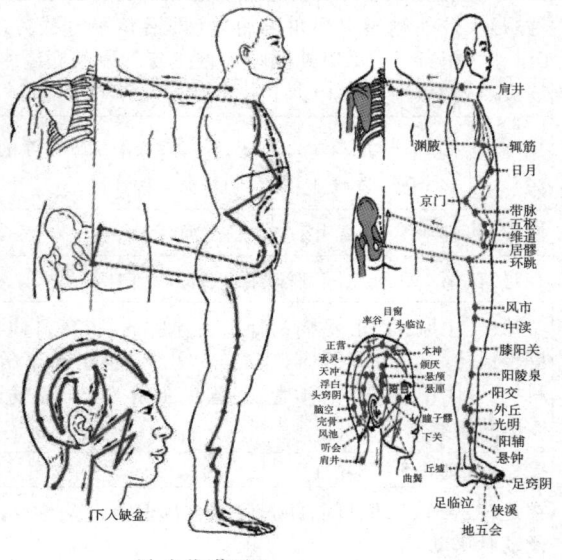

足少阳胆经

十四、足厥阴肝经(14穴)

LR 十四是肝经,起于大敦期门终,肝胆脾胃前阴病,疝气妇科病亦灵,大敦大趾外甲角,行间纹端趾缝寻,太冲关节后凹陷,踝前筋内取中封,踝上五寸蠡沟穴,中都踝上七寸擒,膝关阴陵后一寸,曲泉屈膝横纹尽,阴包膝上方四寸,五里气冲下三寸,阴廉气二动脉中,急脉阴旁二寸半,十一肋端下章门,乳下二肋期门寻

大敦	在足趾,大趾末节外侧,趾甲根角侧后方0.1寸(指寸)
	注:足大趾外侧指甲根角侧后方(即沿角平分线方向)0.1寸。相当于沿爪甲外侧画一直线与爪甲基底缘水平线交点处取穴
	主治:①疝气,少腹痛;②遗尿、癃闭、五淋、尿血等前阴病;③月经不调、崩漏、阴挺等妇科病;④癫痫
	操作:浅刺0.1~0.2寸;或点刺出血
★行间	在足背,第1、2趾之间,趾蹼缘的后方赤白肉际处
	主治:①中风、癫痫、头痛、目眩、目赤肿痛、青盲、口㖞等肝经风热病证;②月经不调、痛经、闭经、崩漏、带下等妇科病;③阴中痛,疝气;④遗尿、癃闭、五淋等泌尿系病证;⑤胸胁满痛
	操作:直刺0.5~0.8寸
★太冲	在足背,第1、2跖骨间,跖骨底结合部前方凹陷中,或触及动脉搏动
	注:从第1、2跖骨间向后推移至底部的凹陷中取穴
	主治:①中风、癫狂痫、小儿惊风、头痛、眩晕、耳鸣、目赤肿痛、口㖞、咽痛等肝经风热病证;②月经不调、痛经、经闭、崩漏、带下、滞产等妇产科病证;③黄疸、胁痛、口苦、腹胀、呕逆等肝胃病证;④癃闭,遗尿;⑤下肢痿痹,足跗肿痛
	操作:直刺0.5~1寸

（续表）

中封	在踝区,内踝前,胫骨前肌肌腱的内侧缘凹陷中
	注:商丘与解溪中间
	主治:①疝气;②阴缩,阴茎痛,遗精;③小便不利;④腰痛、少腹痛、内踝肿痛等痛证
	操作:直刺0.5~0.8寸
蠡沟	在小腿内侧,内踝尖上5寸,胫骨内侧面的中央
	注:髌尖与内踝尖连线的上2/3与下1/3交点,胫骨内侧面的中央,横平筑宾
	主治:①月经不调、赤白带下、阴挺、阴痒等妇科病证;②小便不利;③疝气,睾丸肿痛;④足胫疼痛
	操作:平刺0.5~0.8寸
中都	在小腿内侧,内踝尖上7寸,胫骨内侧面的中央
	注:髌尖与内踝尖连线中点下0.5寸,胫骨内侧面的中央
	主治:①疝气,小腹痛;②崩漏,恶露不尽;③泄泻;④下肢痿痹
	操作:平刺0.5~0.8寸
膝关	在膝部,胫骨内侧髁的下方,阴陵泉后1寸
	主治:膝髌肿痛,下肢痿痹
	操作:直刺1~1.5寸
曲泉	在膝部,腘横纹内侧端,半腱肌肌腱内缘凹陷中
	注:屈膝,在膝内侧横纹端最明显的肌腱内侧凹陷中取穴
	主治:①月经不调、痛经、带下、阴挺、阴痒、产后腹痛、腹中包块等妇科病;②遗精,阳痿,疝气;③小便不利;④膝髌肿痛,下肢痿痹
	操作:直刺1~1.5寸

（续表）

阴包	在股前区，髌底上 4 寸，股薄肌与缝匠肌之间
	注：下肢稍屈，稍外展，略提起（或坐位，大腿稍外展，用力收缩肌肉），显露出明显的缝匠肌，在其后缘取穴
	主治：①月经不调；②小便不利，遗尿；③腰骶痛引少腹
	操作：直刺 0.8～1.5 寸
足五里	在股前区，气冲直下 3 寸，动脉搏动处
	主治：①少腹痛；②小便不利，阴挺，睾丸肿痛；③瘰疬
	操作：直刺 0.8～1.5 寸
阴廉	在股前区，气冲直下 2 寸
	注：稍屈髋，屈膝，外展，大腿抗阻力内收时显露出长收肌，在其外缘取穴
	主治：①月经不调，带下；②少腹痛
	操作：直刺 0.8～1.5 寸
急脉	在腹股沟区，横平耻骨联合上缘，前正中线旁开 2.5 寸
	主治：①少腹痛，疝气；②阴挺，外阴肿痛
	操作：避开动脉，直刺 0.5～1 寸
章门	在侧腹部，在第 11 肋游离端的下际
	注：侧卧举臂，从腋前线的肋弓软骨缘下方向前触摸第 11 肋骨游离端，在其下际取穴
	主治：①腹痛、腹胀、肠鸣、腹泻、呕吐等脾胃病证；②胁痛、黄疸、痞块等肝胆病证
	操作：直刺 0.8～1 寸

（续表）

★期门	在胸部,第6肋间隙,前正中线旁开4寸
	注:在乳头直下,不容旁开2寸处取穴。女性在锁骨中线与第6肋间隙交点处
	主治:①胸胁胀痛、呕吐、吞酸、呃逆、腹胀、腹泻等肝胃病证;②郁病,奔豚气;③乳痈
	操作:斜刺或平刺0.5~0.8寸,不可深刺,以免伤及内脏

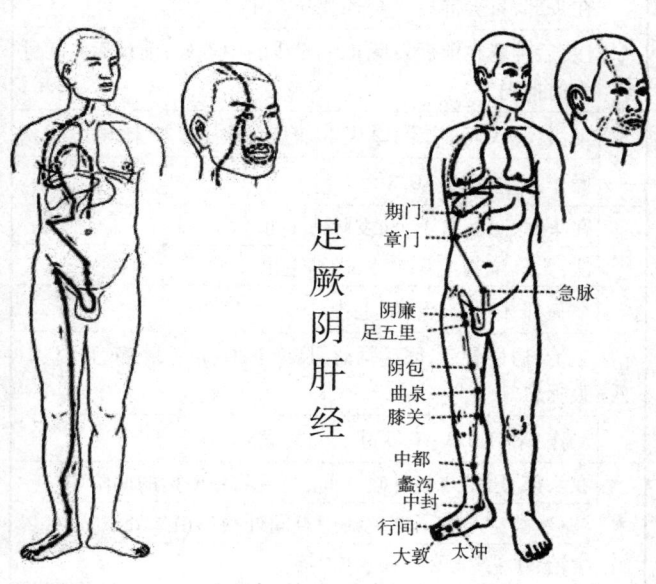

足厥阴肝经

期门
章门
急脉
阴廉
足五里
阴包
曲泉
膝关
中都
蠡沟
中封
行间
大敦　太冲

第三章　腧穴定位之分部位取穴

一、经外奇穴分部定位

（一）头颈部

★ 四神聪	在头部,百会前后左右各旁开1寸,共4穴
	注:后神聪在前后发际正中连线的中点处,前顶后0.5寸为前神聪
	主治:①头痛,眩晕;②失眠、健忘、癫痫等神志病;③目疾
	操作:平刺0.5~0.8寸
当阳	在头部,瞳孔直上,前发际上1寸
	注:头临泣直上0.5寸,横平上星
鱼腰	在头部,瞳孔直上,眉毛中
	主治:眉棱骨痛、眼睑𥆧动、眼睑下垂、目赤肿痛、目翳、口眼㖞斜等
	操作:平刺0.3~0.5寸
★ 太阳	在头部,眉梢与目外眦之间,向后约一横指的凹陷中
	注:丝竹空与瞳子髎连线中点向外约一横指处
	主治:①头痛;②目疾;③面瘫
	操作:直刺或斜刺0.3~0.5寸;或点刺出血
耳尖	在耳区,在外耳轮的最高点
	注:折耳向前时,耳郭上方的尖端处
	主治:①目疾;②头痛;③咽喉肿痛
	操作:直刺0.1~0.2寸

（续表）

球后	在面部,眶下缘外 1/4 与内 3/4 交界处
	注:承泣的稍外上方
	主治:目疾
	操作:轻推眼球向上,向眶下缘缓慢直刺 0.5~1.5 寸,不提插
上迎香	在面部,鼻翼软骨与鼻甲的交界处,近鼻翼沟上端处
	主治:鼻渊,鼻部疮疖
	操作:向内上方平刺 0.3~0.5 寸
内迎香	在鼻孔内,鼻翼软骨与鼻甲交界的黏膜处
	注:与上迎香相对处的鼻黏膜上
	主治:鼻疾,目赤肿痛
	操作:用三棱针点刺出血。有出血体质者忌用
聚泉	在口腔内,舌背正中缝的中点处
	主治:①舌强,舌缓,食不知味;②气喘;③消渴
	操作:直刺 0.1~0.2 寸;或用三棱针点刺出血
海泉	在口腔内,舌下系带中点处
	主治:①舌体肿胀,舌缓不收;②消渴
	操作:用圆利针或细三棱针点刺出血
金津玉液	金津在口腔内,舌下系带左侧的静脉上
	玉液在口腔内,舌下系带右侧的静脉上
	主治:①舌强,舌肿,口疮,喉痹,失语;②消渴,呕吐,腹泻
	操作:点刺出血

（续表）

翳明	在颈部,翳风后1寸
	主治:①头痛,眩晕,失眠;②目疾,耳鸣
	操作:直刺0.5~1寸;可灸
颈百劳	在颈部,第7颈椎棘突直上2寸,后正中线旁开1寸
	主治:①颈项强痛;②咳嗽,气喘,骨蒸潮热,盗汗,自汗;③瘰疬
	操作:直刺0.5~1寸

（二）胸腹部

子宫	在下腹部,脐中下4寸,前正中线旁开3寸
	注:胃经线与脾经线中间,横平中极
	主治:阴挺、月经不调、痛经、崩漏、不孕等妇科病
	操作:直刺0.8~1.2寸

（三）背部

★定喘	在脊柱区,横平第7颈椎棘突下,后正中线旁开0.5寸
	注:大椎旁开0.5寸
	主治:①哮喘,咳嗽;②肩背痛,落枕
	操作:直刺0.5~0.8寸
★夹脊	在脊柱区,第1胸椎至第5腰椎棘突下两侧,后正中线旁开0.5寸,一侧17穴
	主治:适应范围较广,其中上胸部的穴位治疗心肺、上肢疾病;下胸部的穴位治疗脾胃肝胆疾病;腰部的穴位治疗肾病、腰腹及下肢疾病
	操作:根据部位的不同直刺0.3~1寸,或用梅花针叩刺

（续表）

胃脘下俞	在脊柱区,横平第 8 胸椎棘突下,后正中线旁开 1.5 寸
	注:膈俞与肝俞中间
	主治:①胃痛,腹痛,胸胁痛;②消渴
	操作:斜刺 0.3 ~ 0.8 寸
痞根	在腰区,横平第 1 腰椎棘突下,后正中线旁开 3.5 寸
	注:肓门外 0.5 寸
	主治:痞块,癥瘕,疝气,腰痛
	操作:直刺 0.5 ~ 1 寸
下极俞	在腰区,第 3 腰椎棘突下
	注:命门下一个棘突
腰宜	在腰区,横平第 4 腰椎棘突下,后正中线旁开 3 寸
	注:大肠俞外 1.5 寸
腰眼	在腰区,横平第 4 腰椎棘突下,后正中线旁开约 3.5 寸凹陷中
	注:直立时,约横平腰阳关两侧呈现的圆形凹陷中
	主治:①腰痛;②月经不调,带下;③虚劳
	操作:直刺 1 ~ 1.5 寸
十七椎	在腰区,第 5 腰椎棘突下凹陷中
	注:腰阳关下一个棘突
	主治:①腰腿痛,下肢瘫痪;②崩漏,痛经,月经不调;③小便不利
	操作:直刺 0.5 ~ 1 寸
腰奇	在骶区,尾骨端直上 2 寸,骶角之间凹陷中
	主治:①癫痫;②头痛,失眠;③便秘
	操作:向上平刺 1 ~ 1.5 寸

（四）上肢部

肘尖	在肘后区,尺骨鹰嘴的尖端
	主治:①瘰疬;②痈疽;③肠痈
	操作:艾炷灸 7~15 壮
二白	在前臂前区,腕掌侧远端横纹上 4 寸,桡侧腕屈肌腱的两侧,一肢 2 穴
	注:屈腕,显现两条肌腱,其中一个穴点在间使后 1 寸两腱间,另一穴点在桡侧腕屈肌腱的桡侧
	主治:①痔疾,脱肛;②前臂痛,胸胁痛
	操作:直刺 0.5~0.8 寸
中泉	在前臂后区,腕背侧远端横纹上,指总伸肌腱桡侧凹陷中
	注:阳溪与阳池连线的中点处
中魁	在手指,中指背面,近侧指间关节的中点处
	主治:噎膈、呕吐、食欲不振、呃逆等脾胃病证
	操作:直刺 0.2~0.3 寸
大骨空	在手指,拇指背面,指间关节的中点处
	主治:①目痛,迎风流泪,目翳;②吐泻;③衄血
	操作:灸
小骨空	在手指,小指背面,近侧指间关节的中点处
	主治:①目痛,迎风流泪,目翳;②指关节痛
	操作:灸
腰痛点	在手背,第 2、3 掌骨间及第 4、5 掌骨间,腕背侧横纹远端与掌指关节的中点处,一手 2 穴
	主治:急性腰扭伤
	操作:由两侧向掌中斜刺 0.5~0.8 寸

（续表）

外劳宫	在手背,第2、3掌骨间,掌指关节后0.5寸(指寸)凹陷中
	注:与劳宫前后相对
	主治:①落枕;②手臂肿痛;③脐风
	操作:直刺0.5~0.8寸
八邪	在手背,第1~5指间,指蹼缘后方赤白肉际处,左右共8穴
	注:微握拳,第1~5指间缝纹端凹陷中。其中4、5指间穴即液门
	主治:①手背肿痛,手指麻木;②烦热;③目痛;④毒蛇咬伤
	操作:斜刺0.5~0.8寸;或点刺出血
四缝	在手指,第2~5指掌面的近侧指间关节横纹的中央,一手4穴
	主治:①小儿疳积;②百日咳
	操作:点刺出血或挤出少许黄色透明黏液
★十宣	在手指,十指尖端,距指甲游离缘0.1寸(指寸),左右共10穴
	注:其中中指尖端穴点即中冲
	主治:①昏迷;②癫痫;③高热,咽喉肿痛;④手指麻木
	操作:浅刺0.1~0.2寸;或点刺出血

(五)下肢部

鹤顶	在膝前区,髌底中点的上方凹陷中
	主治:膝痛,足胫无力,下肢瘫痪
	操作:直刺 0.8~1 寸
百虫窝	在股前区,髌底内侧端上 3 寸
	注:屈膝,血海上 1 寸
	主治:①虫积;②风湿痒疹,下部生疮
	操作:直刺 1.5~2 寸
内膝眼	在膝部,髌韧带内侧凹陷处的中央
	注:与犊鼻内外相对
	主治:①膝痛,腿痛;②脚气
	操作:向膝中斜刺 0.5~1 寸,或透刺犊鼻
胆囊	在小腿外侧,腓骨小头直下 2 寸
	主治:①胆囊炎,胆石症,胆道蛔虫症,胆绞痛;②下肢痿痹
	操作:直刺 1~2 寸
阑尾	在小腿外侧,髌韧带外侧凹陷下 5 寸,胫骨前嵴外一横指(中指)
	注:上巨虚上 1 寸
	主治:①阑尾炎,消化不良;②下肢痿痹
	操作:直刺 1.5~2 寸
内踝尖	在踝区,内踝的最凸起处
	主治:①乳蛾,齿痛,小儿不语;②霍乱转筋
	操作:禁刺,可灸

（续表）

外踝尖	在踝区,外踝的最凸起处
	主治:①十趾拘急,脚外廉转筋,脚气;②齿痛,重舌
	操作:禁刺,可灸
八风	在足背,第1~5趾间,趾蹼缘后方赤白肉际处,左右共8穴
	注:其中1、2,2、3,4、5趾间穴点即行间、内庭、侠溪
	主治:①足跗肿痛,趾痛;②毒蛇咬伤;③脚气
	操作:斜刺0.5~0.8寸;或点刺出血
独阴	在足底,第2趾的跖侧远端趾间关节的中点
	主治:①胞衣不下,月经不调,疝气;②胸胁痛,卒心痛,呕吐
	操作:直刺0.1~0.2寸。孕妇禁用
气端	在足趾,十趾端的中央,距趾甲游离缘0.1寸(指寸),左右共10穴

二、十四经分部定位

（一）上肢部

1. 手

手指端(井穴):

少商	肺经	在手指,拇指末节桡侧,指甲根角侧上方0.1寸(指寸)
商阳	大肠经	在手指,食指末节桡侧,指甲根角侧上方0.1寸(指寸)
中冲	心包经	在手指,中指末端最高点

（续表）

关冲	三焦经	在手指,第4指末节尺侧,指甲根角侧上方0.1寸(指寸)
少冲	心经	在手指,小指末节桡侧,指甲根角侧上方0.1寸(指寸)
少泽	小肠经	在手指,小指末节尺侧,指甲根角侧上方0.1寸(指寸)

掌指关节周围:

二间	大肠经	在手指,第2掌指关节桡侧远端赤白肉际处
三间	大肠经	在手背,第2掌指关节桡侧近端凹陷中
前谷	小肠经	在手指,第5掌指关节尺侧远端赤白肉际凹陷中
后溪	小肠经	在手内侧,第5掌指关节尺侧近端赤白肉际凹陷中
液门	三焦经	在手背,第4、5指间,指蹼缘上方赤白肉际凹陷中
中渚	三焦经	在手背,第4、5掌骨间,第4掌指关节近端凹陷中

手掌手背:

合谷	大肠经	在手背,第2掌骨桡侧的中点处
鱼际	肺经	在手外侧,第1掌骨桡侧中点赤白肉际处
劳宫	心包经	在掌区,横平第3掌指关节近端,第2、3掌骨之间偏于第3掌骨

（续表）

少府	心经	在手掌,横平第5掌指关节近端,第4、5掌骨之间
腕骨	小肠经	在腕区,第5掌骨底与三角骨之间的赤白肉际凹陷中

2. 前臂

腕掌/背横纹上：

太渊	肺经	在腕前区,桡骨茎突与舟状骨之间,拇长展肌腱尺侧凹陷中
大陵	心包经	在腕前区,腕掌侧远端横纹中,掌长肌腱与桡侧腕屈肌腱之间
神门	心经	在腕前区,腕掌侧远端横纹尺侧端,尺侧腕屈肌腱的桡侧缘
阳谷	小肠经	在腕后区,尺骨茎突与三角骨之间的凹陷中
阳池	三焦经	在腕后区,腕背侧远端横纹上,指伸肌腱的尺侧缘凹陷中
阳溪	大肠经	在腕区,腕背侧远端横纹桡侧,桡骨茎突远端,解剖学"鼻烟窝"凹陷中

腕横纹上0.5寸：

阴郄	心经	在前臂前区,腕掌侧远端横纹上0.5寸,尺侧腕屈肌腱的桡侧缘

腕横纹上 1 寸：

经渠	肺经	在前臂前区,腕掌侧远端横纹上 1 寸,桡骨茎突与桡动脉之间
通里	心经	在前臂前区,腕掌侧远端横纹上 1 寸,尺侧腕屈肌腱的桡侧缘
养老	小肠经	在前臂后区,腕背横纹上 1 寸,尺骨头桡侧凹陷中

腕横纹上 1.5 寸：

列缺	肺经	在前臂,腕掌侧远端横纹上 1.5 寸,拇短伸肌腱与拇长展肌腱之间,拇长展肌腱沟的凹陷中
灵道	心经	在前臂前区,腕掌侧远端横纹上 1.5 寸,尺侧腕屈肌腱的桡侧缘

腕横纹上 2 寸：

内关	心包经	在前臂前区,腕掌侧远端横纹上 2 寸,掌长肌腱与桡侧腕屈肌腱之间
外关	三焦经	在前臂后区,腕背侧远端横纹上 2 寸,尺骨与桡骨间隙中点

腕横纹上 3 寸：

间使	心包经	在前臂前区,腕掌侧远端横纹上 3 寸,掌长肌腱与桡侧腕屈肌腱之间
偏历	大肠经	在前臂,腕背侧远端横纹上 3 寸,阳溪与曲池连线上

（续表）

支沟	三焦经	在前臂后区,腕背侧远端横纹上3寸,尺骨与桡骨间隙中点
会宗	三焦经	在前臂后区,腕背侧远端横纹上3寸,尺骨的桡侧缘

腕横纹上4寸：

三阳络	三焦经	在前臂后区,腕背侧远端横纹上4寸,尺骨与桡骨间隙中点

腕横纹上5寸：

郄门	心包经	在前臂前区,腕掌侧远端横纹上5寸,掌长肌腱与桡侧腕屈肌腱之间
温溜	大肠经	在前臂,腕背侧远端横纹上5寸,阳溪与曲池连线上
支正	小肠经	在前臂后区,腕背侧远端横纹上5寸,尺骨尺侧与尺侧腕屈肌之间

腕横纹上7寸（肘横纹下5寸）：

孔最	肺经	在前臂前区,腕掌侧远端横纹上7寸,尺泽与太渊连线上
四渎	三焦经	在前臂后区,肘尖下5寸,尺骨与桡骨间隙中点

肘横纹下：

下廉	大肠经	在前臂,肘横纹下4寸,阳溪与曲池连线上
上廉	大肠经	在前臂,肘横纹下3寸,阳溪与曲池连线上
手三里	大肠经	在前臂,肘横纹下2寸,阳溪与曲池连线上

3. 上臂

肘区肘横纹上：

曲池	大肠经	在肘区,尺泽与肱骨外上髁连线的中点处
尺泽	肺经	在肘区,肘横纹上,肱二头肌腱桡侧缘凹陷中
曲泽	心包经	在肘前区,肘横纹上,肱二头肌腱的尺侧缘凹陷中
少海	心经	在肘前区,横平肘横纹,肱骨内上髁前缘
小海	小肠经	在肘后区,尺骨鹰嘴与肱骨内上髁之间凹陷处

臂内侧面三阴经穴：

天府	肺经	在臂前区,腋前纹头下3寸,肱二头肌桡侧缘处
侠白	肺经	在臂前区,腋前纹头下4寸,肱二头肌桡侧缘处
天泉	心包经	在臂前区,腋前纹头下2寸,肱二头肌的长、短头之间
青灵	心经	在臂前区,肘横纹上3寸,肱二头肌的内侧沟中

臂外侧面三阳经穴：

肘髎	大肠经	在肘区,肱骨外上髁上缘,髁上嵴的前缘
手五里	大肠经	在臂部,肘横纹上 3 寸,曲池与肩髃连线上
臂臑	大肠经	在臂部,曲池上 7 寸,三角肌前缘处
天井	三焦经	在肘后区,肘尖上 1 寸凹陷中
清冷渊	三焦经	在臂后区,肘尖与肩峰角连线上,肘尖上 2 寸
消泺	三焦经	在臂后区,肘尖与肩峰角连线上,肘尖上 5 寸
臑会	三焦经	在臂后区,肩峰角下 3 寸,三角肌的后下缘

4.肩部

极泉	心经	在腋区,腋窝中央,腋动脉搏动处
肩髃	大肠经	在三角肌区,肩峰外侧缘前端与肱骨大结节两骨间凹陷中
巨骨	大肠经	在肩胛区,锁骨肩峰端与肩胛冈之间凹陷中
肩髎	三焦经	在三角肌区,肩峰角与肱骨大结节两骨间凹陷中
天髎	三焦经	在肩胛区,肩胛骨上角骨际凹陷中
肩井	胆经	在肩胛区,第 7 颈椎棘突与肩峰最外侧点连线的中点
肩贞	小肠经	在肩胛区,肩关节后下方,腋后纹头直上 1 寸
臑俞	小肠经	在肩胛区,腋后纹头直上,肩胛冈下缘凹陷中
天宗	小肠经	在肩胛区,肩胛冈中点与肩胛骨下角连线的上 1/3 与下 2/3 交点凹陷中
秉风	小肠经	在肩胛区,肩胛冈中点上方冈上窝中
曲垣	小肠经	在肩胛区,肩胛冈内侧端上缘凹陷中

(二)下肢部

1. 足

足趾端(井穴):

隐白	脾经	在足趾,大趾末节内侧,趾甲根角侧后方0.1寸(指寸)
大敦	肝经	在足趾,大趾末节外侧,趾甲根角侧后方0.1寸(指寸)
厉兑	胃经	在足趾,第2趾末节外侧,趾甲根角侧后方0.1寸(指寸)
足窍阴	胆经	在足趾,第4趾末节外侧,趾甲根角侧后方0.1寸(指寸)
至阴	膀胱经	在足趾,小趾末节外侧,趾甲根角侧后方0.1寸(指寸)
涌泉	肾经	在足底,屈足卷趾时足心最凹陷中

跖趾关节周围:

大都	脾经	在足趾,第1跖趾关节远端赤白肉际凹陷中
太白	脾经	在跖区,第1跖趾关节近端赤白肉际凹陷中
行间	肝经	在足背,第1、2趾之间,趾蹼缘的后方赤白肉际处
太冲	肝经	在足背,第1、2跖骨间,跖骨底结合部前方凹陷中,或触及动脉搏动
内庭	胃经	在足背,第2、3趾间,趾蹼缘后方赤白肉际处
陷谷	胃经	在足背,第2、3跖骨间,第2跖趾关节近端凹陷中

（续表）

侠溪	胆经	在足背,第4、5趾间,趾蹼缘后方赤白肉际处
足临泣	胆经	在足背,第4、5跖骨底结合部的前方,第5趾长伸肌腱外侧凹陷中
地五会	胆经	在足背,第4、5跖骨间,第4跖趾关节近端凹陷中
足通谷	膀胱经	在跖区,第5跖趾关节的远端,赤白肉际处
束骨	膀胱经	在跖区,第5跖趾关节的近端,赤白肉际处

跖骨周围:

然谷	肾经	在足内侧,足舟骨粗隆下方,赤白肉际处
公孙	脾经	在跖区,第1跖骨底的前下缘赤白肉际处
冲阳	胃经	在足背,第2跖骨基底部与中间楔状骨关节处,可触及足背动脉
金门	膀胱经	在足背,外踝前缘直下,第5跖骨粗隆后方,骰骨下缘凹陷中
京骨	膀胱经	在跖区,第5跖骨粗隆前下方,赤白肉际处

2. 足踝部

商丘	脾经	在踝区,内踝前下方,舟骨粗隆与内踝尖连线中点凹陷中
中封	肝经	在踝区,内踝前,胫骨前肌肌腱的内侧缘凹陷中

（续表）

解溪	胃经	在踝区,踝关节前面中央凹陷中,当踇长伸肌腱与趾长伸肌腱之间
丘墟	胆经	在踝区,外踝的前下方,趾长伸肌腱的外侧凹陷中
申脉	膀胱经	在踝区,外踝尖直下,外踝下缘与跟骨之间凹陷中
仆参	膀胱经	在跟区,昆仑直下,跟骨外侧,赤白肉际处
昆仑	膀胱经	在踝区,外踝尖与跟腱之间的凹陷中
太溪	肾经	在踝区,内踝尖与跟腱之间的凹陷中
大钟	肾经	在跟区,内踝后下方,跟骨上缘,跟腱附着部前缘凹陷中
水泉	肾经	在跟区,太溪直下 1 寸,跟骨结节内侧凹陷中
照海	肾经	在踝区,内踝尖下 1 寸,内踝下缘边际凹陷中

3. 小腿

小腿外侧（后侧）足三阳经穴：

足三里	胃经	在小腿外侧,犊鼻下 3 寸,犊鼻与解溪连线上
上巨虚	胃经	在小腿外侧,犊鼻下 6 寸,犊鼻与解溪连线上
条口	胃经	在小腿外侧,犊鼻下 8 寸,犊鼻与解溪连线上
下巨虚	胃经	在小腿外侧,犊鼻下 9 寸,犊鼻与解溪连线上
丰隆	胃经	在小腿外侧,外踝尖上 8 寸,胫骨前肌的外缘
阳陵泉	胆经	在小腿外侧,腓骨头前下方凹陷中
阳交	胆经	在小腿外侧,外踝尖上 7 寸,腓骨后缘
外丘	胆经	在小腿外侧,外踝尖上 7 寸,腓骨前缘
光明	胆经	在小腿外侧,外踝尖上 5 寸,腓骨前缘

（续表）

阳辅	胆经	在小腿外侧,外踝尖上 4 寸,腓骨前缘
悬钟	胆经	在小腿外侧,外踝尖上 3 寸,腓骨前缘
合阳	膀胱经	在小腿后区,腘横纹下 2 寸,腓肠肌内、外侧头之间
承筋	膀胱经	在小腿后区,腘横纹下 5 寸,腓肠肌两肌腹之间
承山	膀胱经	在小腿后区,腓肠肌两肌腹与肌腱交角处
飞扬	膀胱经	在小腿后区,昆仑直上 7 寸,腓肠肌外下缘与跟腱移行处
跗阳	膀胱经	在小腿后区,昆仑直上 3 寸,腓骨与跟腱之间

小腿内侧足三阴经穴：

蠡沟	肝经	在小腿内侧,内踝尖上 5 寸,胫骨内侧面的中央
中都	肝经	在小腿内侧,内踝尖上 7 寸,胫骨内侧面的中央
三阴交	脾经	在小腿内侧,内踝尖上 3 寸,胫骨内侧缘后际
漏谷	脾经	在小腿内侧,内踝尖上 6 寸,胫骨内侧缘后际
地机	脾经	在小腿内侧,阴陵泉下 3 寸,胫骨内侧缘后际
阴陵泉	脾经	在小腿内侧,胫骨内侧髁下缘与胫骨内侧缘之间的凹陷中
膝关	肝经	在膝部,胫骨内侧髁的下方,阴陵泉后 1 寸
复溜	肾经	在小腿内侧,内踝尖上 2 寸,跟腱的前缘
交信	肾经	在小腿内侧,内踝尖上 2 寸,胫骨内侧缘后际凹陷中
筑宾	肾经	在小腿内侧,太溪直上 5 寸,比目鱼肌与跟腱之间

4. 膝腘区

阴谷	肾经	在膝后区,腘横纹上,半腱肌肌腱外侧缘
曲泉	肝经	在膝部,腘横纹内侧端,半腱肌肌腱内缘凹陷中
犊鼻	胃经	在膝前区,髌韧带外侧凹陷中
膝阳关	胆经	在膝部,股骨外上髁后上缘,股二头肌腱与髂胫束间凹陷中
委中	膀胱经	在膝后区,腘横纹中点
委阳	膀胱经	在膝部,腘横纹上,股二头肌腱的内侧缘
浮郄	膀胱经	在膝后区,腘横纹上 1 寸,股二头肌腱的内侧缘

5. 大腿

大腿前侧足阳明胃经穴:

髀关	胃经	在股前区,股直肌近端、缝匠肌与阔筋膜张肌 3 条肌肉之间凹陷中
伏兔	胃经	在股前区,髌底上 6 寸,髂前上棘与髌底外侧端的连线上
阴市	胃经	在股前区,髌底上 3 寸,股直肌肌腱外侧缘
梁丘	胃经	在股前区,髌底上 2 寸,股外侧肌与股直肌肌腱之间

大腿后面足太阳膀胱经穴:

承扶	膀胱经	在股后区,臀沟的中点
殷门	膀胱经	在股后区,臀沟下 6 寸,股二头肌与半腱肌之间

大腿外侧足少阳胆经穴：

风市	胆经	在股部,直立垂手,掌心贴于大腿时,中指尖所指凹陷中,髂胫束后缘
中渎	胆经	在股部,腘横纹上 7 寸,髂胫束后缘

大腿内侧足三阴经：

血海	脾经	在股前区,髌底内侧端上 2 寸,股内侧肌隆起处
箕门	脾经	在股前区,髌底内侧端与冲门的连线上 1/3 与下 2/3 交点,长收肌和缝匠肌交角的动脉搏动处
阴包	肝经	在股前区,髌底上 4 寸,股薄肌与缝匠肌之间
足五里	肝经	在股前区,气冲直下 3 寸,动脉搏动处
阴廉	肝经	在股前区,气冲直下 2 寸

臀部：

居髎	胆经	在臀区,髂前上棘与股骨大转子最凸点连线的中点处
环跳	胆经	在臀区,股骨大转子最凸点与骶管裂孔连线外 1/3 与内 2/3 交点

（三）颈项部

1. 颈前区

天突	任脉	在颈前区,胸骨上窝中央,前正中线上
廉泉	任脉	在颈前区,喉结上方,舌骨上缘凹陷中,前正中线上

2. 颈外侧区

人迎(2,2)	胃经	在颈部,横平喉结,胸锁乳突肌前缘,颈总动脉搏动处
水突(2,1)	胃经	在颈部,横平环状软骨,胸锁乳突肌前缘
气舍(1,0)	胃经	在胸锁乳突肌区,锁骨上小窝,锁骨胸骨端上缘,胸锁乳突肌胸骨头与锁骨头中间的凹陷中
缺盆	胃经	在颈外侧区,锁骨上大窝,锁骨上缘凹陷中,前正中线旁开4寸
天鼎(0,1)	大肠经	在颈部,横平环状软骨,胸锁乳突肌后缘
扶突(1,2)	大肠经	在胸锁乳突肌区,横平喉结,胸锁乳突肌前、后缘中间
天窗(0,2)	小肠经	在颈部,横平喉结,胸锁乳突肌的后缘
天容(2,3)	小肠经	在颈部,下颌角后方,胸锁乳突肌的前缘凹陷中
天牖(0,3)	三焦经	在颈部,横平下颌角,胸锁乳突肌的后缘凹陷中

3. 颈后区(项部)

大椎	督脉	在脊柱区,第7颈椎棘突下凹陷中,后正中线上
哑门	督脉	在颈后区,第2颈椎棘突上际凹陷中,后正中线上
天柱	膀胱经	在颈后区,横平第2颈椎棘突上际,斜方肌外缘凹陷中
风府	督脉	在颈后区,枕外隆凸直下,两侧斜方肌之间凹陷中
风池	胆经	在颈后区,枕骨下,胸锁乳突肌上端与斜方肌上端之间凹陷中

4.天牖五部穴

人迎(2,2)	胃经	在颈部,横平喉结,胸锁乳突肌前缘,颈总动脉搏动处
扶突(1,2)	大肠经	在胸锁乳突肌区,横平喉结,胸锁乳突肌前、后缘中间
天牖(0,3)	三焦经	在颈部,横平下颌角,胸锁乳突肌的后缘凹陷中
天柱	膀胱经	在颈后区,横平第2颈椎棘突上际,斜方肌外缘凹陷中
天府	肺经	在臂前区,腋前纹头下3寸,肱二头肌桡侧缘处

注:为方便记忆,将颈外侧区划分为四横三纵线(横平锁骨上缘、横平环状软骨、横平喉结、横平下颌角;胸锁乳突肌前后缘及前后缘之间),以锁骨上缘为横坐标、胸锁乳突肌后缘为纵坐标,计数单位为1,以坐标的形式标示颈外侧区穴位

(四)面部

1.面部正中线

印堂	督脉	在头部,两眉毛内侧端中间的凹陷中
素髎	督脉	在面部,鼻尖的正中央
水沟	督脉	在面部,人中沟的上 1/3 与中 1/3 交点处
兑端	督脉	在面部,上唇结节的中点
龈交	督脉	在上唇内,上唇系带与上牙龈的交点
承浆	任脉	在面部,颏唇沟的正中凹陷处

2. 眼周

睛明	膀胱经	在面部,目内眦内上方眶内侧壁凹陷中
攒竹	膀胱经	在面部,眉头凹陷中,额切迹处
丝竹空	三焦经	在面部,眉梢凹陷中
瞳子髎	胆经	在面部,目外眦外侧 0.5 寸凹陷中
承泣	胃经	在面部,眼球与眶下缘之间,瞳孔直下

3. 面颊部

阳白	胆经	在头部,眉上 1 寸,瞳孔直上
四白	胃经	在面部,眶下孔处
巨髎	胃经	在面部,横平鼻翼下缘,瞳孔直下
地仓	胃经	在面部,口角旁开 0.4 寸(指寸)
口禾髎	大肠经	在面部,横平人中沟上 1/3 与下 2/3 交点,鼻孔外缘直下
迎香	大肠经	在面部,鼻翼外缘中点旁,鼻唇沟中
大迎	胃经	在面部,下颌角前方,咬肌附着部的前缘凹陷中,面动脉搏动处
颊车	胃经	在面部,下颌角前上方一横指(中指)
颧髎	小肠经	在面部,颧骨下缘,目外眦直下的凹陷中
下关	胃经	在面部,颧弓下缘中央与下颌切迹之间凹陷中
上关	胆经	在面部,颧弓上缘中央凹陷中

4.耳周(头侧部)(三小胆)

颔厌	胆经	在头部,从头维至曲鬓的弧形连线(其弧度与鬓发弧度相应)的上 1/4 与下 3/4 的交点处
悬颅	胆经	在头部,从头维至曲鬓的弧形连线(其弧度与鬓发弧度相应)的中点处
悬厘	胆经	在头部,从头维至曲鬓的弧形连线(其弧度与鬓发弧度相应)的上 3/4 与下 1/4 的交点处
听会	胆经	在面部,耳屏间切迹与下颌骨髁突之间的凹陷中
听宫	小肠经	在面部,耳屏正中与下颌骨髁突之间的凹陷中
耳门	三焦经	在耳区,耳屏上切迹与下颌骨髁突之间的凹陷中
耳和髎	三焦经	在头部,鬓发后缘,耳郭根的前方,颞浅动脉的后缘
曲鬓	胆经	在头部,耳前鬓角发际后缘与耳尖水平线的交点处
角孙	三焦经	在头部,耳尖正对发际处
颅息	三焦经	在头部,角孙与翳风沿耳轮弧形连线的上1/3 与下 2/3 交点处
瘛脉	三焦经	在头部,乳突中央,角孙与翳风沿耳轮弧形连线的上 2/3 与下 1/3 的交点处
翳风	三焦经	在颈部,耳垂后方,乳突下端前方凹陷中

（续表）

率谷	胆经	在头部,耳尖直上入发际1.5寸
天冲	胆经	在头部,耳根后缘直上,入发际2寸
浮白	胆经	在头部,耳后乳突的后方,从天冲至完骨的弧形连线(其弧度与耳郭弧度相应)的上1/3与下2/3交点处
头窍阴	胆经	在头部,耳后乳突的后上方,从天冲到完骨的弧形连线(其弧度与耳郭弧度相应)的上2/3与下1/3交点处
完骨	胆经	在头部,耳后乳突的后下方凹陷中

（五）头部

1. 前头部

前发际正中直上0.5寸：

神庭(0,0.5)	督脉	在头部,前发际正中直上0.5寸
眉冲(0.75,0.5)	膀胱经	在头部,额切迹直上入发际0.5寸
曲差(1.5,0.5)	膀胱经	在头部,前发际正中直上0.5寸,旁开1.5寸
头临泣(2.25,0.5)	胆经	在头部,前发际上0.5寸,瞳孔直上
本神(3,0.5)	胆经	在头部,前发际上0.5寸,头正中线旁开3寸
头维(4.5,0.5)	胃经	在头部,额角发际直上0.5寸,头正中线旁开4.5寸

前发际正中直上 1 寸:

上星(0,1)	督脉	在头部,前发际正中直上 1 寸
五处(1.5,1)	膀胱经	在头部,前发际正中直上 1 寸,旁开 1.5 寸

前发际正中直上 1.5 寸:

目窗(2.25,1.5)	胆经	在头部,前发际上 1.5 寸,瞳孔直上

前发际正中直上 2 寸:

囟会(0,2)	督脉	在头部,前发际正中直上 2 寸

前发际正中直上 2.5 寸:

承光(1.5,2.5)	膀胱经	在头部,前发际正中直上 2.5 寸,旁开 1.5 寸
正营(2.25,2.5)	胆经	在头部,前发际上 2.5 寸,瞳孔直上

前发际正中直上 3.5 寸:

前顶(0,3.5)	督脉	在头部,前发际正中直上 3.5 寸

前发际正中直上 4 寸:

通天(1.5,4)	膀胱经	在头部,前发际正中直上 4 寸,旁开 1.5 寸
承灵(2.25,4)	胆经	在头部,前发际上 4 寸,瞳孔直上

前发际正中直上 5 寸:

百会(0,5)	督脉	在头部,前发际正中直上 5 寸

前发际正中直上 5.5 寸:

络却(1.5,5.5)	膀胱经	在头部,前发际正中直上 5.5 寸,旁开 1.5 寸

2.后头部

后发际正中直上 5.5 寸:

后顶(0,5.5)	督脉	在头部,后发际正中直上 5.5 寸

后发际正中直上 4 寸:

强间(0,4)	督脉	在头部,后发际正中直上 4 寸

后发际正中直上 2.5 寸(枕外隆突上缘):

脑户(0,2.5)	督脉	在头部,枕外隆凸的上缘凹陷中
玉枕(1.3,2.5)	膀胱经	在头部,横平枕外隆凸上缘,后发际正中旁开 1.3 寸
脑空(2.25,2.5)	胆经	在头部,横平枕外隆凸的上缘,风池直上

注:为方便记忆,将头部以前后发际线为横坐标、以前后正中线为纵坐标,以穴位骨度分寸数为计数单位,以坐标的形式分别标示前头部和后头部穴位

(六)胸部

1.锁骨下

璇玑	任脉	在胸部,胸骨上窝下 1 寸,前正中线上
俞府	肾经	在胸部,锁骨下缘,前正中线旁开 2 寸
气户	胃经	在胸部,锁骨下缘,前正中线旁开 4 寸
云门	肺经	在胸部,锁骨下窝凹陷中,肩胛骨喙突内缘,前正中线旁开 6 寸

2. 第 1 肋间隙

华盖	任脉	在胸部,横平第 1 肋间隙,前正中线上
彧中	肾经	在胸部,第 1 肋间隙,前正中线旁开 2 寸
库房	胃经	在胸部,第 1 肋间隙,前正中线旁开 4 寸
中府	肺经	在胸部,横平第 1 肋间隙,锁骨下窝外侧,前正中线旁开 6 寸

3. 第 2 肋间隙

紫宫	任脉	在胸部,横平第 2 肋间隙,前正中线上
神藏	肾经	在胸部,第 2 肋间隙,前正中线旁开 2 寸
屋翳	胃经	在胸部,第 2 肋间隙,前正中线旁开 4 寸
周荣	脾经	在胸部,第 2 肋间隙,前正中线旁开 6 寸

4. 第 3 肋间隙

玉堂	任脉	在胸部,横平第 3 肋间隙,前正中线上
灵墟	肾经	在胸部,第 3 肋间隙,前正中线旁开 2 寸
膺窗	胃经	在胸部,第 3 肋间隙,前正中线旁开 4 寸
胸乡	脾经	在胸部,第 3 肋间隙,前正中线旁开 6 寸

5. 第 4 肋间隙

膻中	任脉	在胸部,横平第 4 肋间隙,前正中线上
神封	肾经	在胸部,第 4 肋间隙,前正中线旁开 2 寸
乳中	胃经	在胸部,乳头中央
天池	心包经	在胸部,第 4 肋间隙,前正中线旁开 5 寸
天溪	脾经	在胸部,第 4 肋间隙,前正中线旁开 6 寸
辄筋	胆经	在胸外侧区,第 4 肋间隙中,在腋中线前 1 寸
渊腋	胆经	在胸外侧区,第 4 肋间隙中,在腋中线上

6. 第 5 肋间隙

中庭	任脉	在胸部,剑胸结合中点处,前正中线上
步廊	肾经	在胸部,第 5 肋间隙,前正中线旁开 2 寸
乳根	胃经	在胸部,第 5 肋间隙,前正中线旁开 4 寸
食窦	脾经	在胸部,第 5 肋间隙,前正中线旁开 6 寸

7. 第 6/7 肋间隙

期门	肝经	在胸部,第 6 肋间隙,前正中线旁开 4 寸
大包	脾经	在胸外侧区,第 6 肋间隙,在腋中线上
日月	胆经	在胸部,第 7 肋间隙中,前正中线旁开 4 寸

(七)腹部

1. 上腹部

脐中上 1 寸:

水分	任脉	在上腹部,脐中上 1 寸,前正中线上
滑肉门	胃经	在上腹部,脐中上 1 寸,前正中线旁开 2 寸

脐中上 2 寸:

下脘	任脉	在上腹部,脐中上 2 寸,前正中线上
商曲	肾经	在上腹部,脐中上 2 寸,前正中线旁开 0.5 寸
太乙	胃经	在上腹部,脐中上 2 寸,前正中线旁开 2 寸

脐中上 3 寸:

建里	任脉	在上腹部,脐中上 3 寸,前正中线上
石关	肾经	在上腹部,脐中上 3 寸,前正中线旁开 0.5 寸
关门	胃经	在上腹部,脐中上 3 寸,前正中线旁开 2 寸
腹哀	脾经	在上腹部,脐中上 3 寸,前正中线旁开 4 寸

脐中上 4 寸:

中脘	任脉	在上腹部,脐中上 4 寸,前正中线上
阴都	肾经	在上腹部,脐中上 4 寸,前正中线旁开 0.5 寸
梁门	胃经	在上腹部,脐中上 4 寸,前正中线旁开 2 寸

脐中上 5 寸:

上脘	任脉	在上腹部,脐中上 5 寸,前正中线上
腹通谷	肾经	在上腹部,脐中上 5 寸,前正中线旁开 0.5 寸
承满	胃经	在上腹部,脐中上 5 寸,前正中线旁开 2 寸

脐中上 6 寸:

巨阙	任脉	在上腹部,脐中上 6 寸,前正中线上
不容	胃经	在上腹部,脐中上 6 寸,前正中线旁开 2 寸
幽门	肾经	在上腹部,脐中上 6 寸,前正中线旁开 0.5 寸

脐中上 7 寸:

鸠尾	任脉	在上腹部,剑胸结合下 1 寸,前正中线上

2. 中腹部

神阙	任脉	在脐区,脐中央
肓俞	肾经	在腹部,脐中旁开 0.5 寸
天枢	胃经	在腹部,横平脐中,前正中线旁开 2 寸
大横	脾经	在腹部,脐中旁开 4 寸

3. 下腹部
侧腹部：

章门	肝经	在侧腹部,在第 11 肋游离端的下际
京门	胆经	在上腹部,第 12 肋骨游离端的下际
带脉	胆经	在侧腹部,第 11 肋骨游离端垂线与脐水平线的交点上
五枢	胆经	在下腹部,横平脐下 3 寸,髂前上棘内侧
维道	胆经	在下腹部,髂前上棘内下 0.5 寸

脐中下 5 寸：

曲骨	任脉	在下腹部,耻骨联合上缘,前正中线上
横骨	经	在下腹部,脐中下 5 寸,前正中线旁开 0.5 寸
气冲	胃经	在腹股沟区,耻骨联合上缘,前正中线旁开 2 寸,动脉搏动处
急脉	肝经	在腹股沟区,横平耻骨联合上缘,前正中线旁开 2.5 寸
冲门	脾经	在腹股沟区,腹股沟斜纹中,髂外动脉搏动处的外侧。

脐中下 4/4.3 寸：

府舍	脾经	在下腹部,脐中下 4.3 寸,前正中线旁开 4 寸
中极	任脉	在下腹部,脐中下 4 寸,前正中线上
大赫	肾经	在下腹部,脐中下 4 寸,前正中线旁开 0.5 寸
归来	胃经	在下腹部,脐中下 4 寸,前正中线旁开 2 寸

脐中下 3 寸：

关元	任脉	在下腹部,脐中下 3 寸,前正中线上
气穴	肾经	在下腹部,脐中下 3 寸,前正中线旁开 0.5 寸
水道	胃经	在下腹部,脐中下 3 寸,前正中线旁开 2 寸
五枢	胆经	在下腹部,横平脐下 3 寸,髂前上棘内侧

脐中下 2 寸：

石门	任脉	在下腹部,脐中下 2 寸,前正中线上
四满	肾经	在下腹部,脐中下 2 寸,前正中线旁开 0.5 寸
大巨	胃经	在下腹部,脐中下 2 寸,前正中线旁开 2 寸

脐中下 1.5/1.3 寸：

气海	任脉	在下腹部,脐中下 1.5 寸,前正中线上
腹结	脾经	在下腹部,脐中下 1.3 寸,前正中线旁开 4 寸

脐中下 1 寸：

阴交	任脉	在下腹部,脐中下 1 寸,前正中线上
中注	肾经	在下腹部,脐中下 1 寸,前正中线旁开 0.5 寸
外陵	胃经	在下腹部,脐中下 1 寸,前正中线旁开 2 寸

(八) 背部

1. 第 7 颈椎

大椎	督脉	在脊柱区,第 7 颈椎棘突下凹陷中,后正中线上
肩中俞	小肠经	在脊柱区,第 7 颈椎棘突下,后正中线旁开 2 寸
肩井	胆经	在肩胛区,第 7 颈椎棘突与肩峰最外侧点连线的中点

2.第 1 胸椎

陶道	督脉	在脊柱区,第 1 胸椎棘突下凹陷中,后正中线上
大杼	膀胱经	在脊柱区,第 1 胸椎棘突下,后正中线旁开 1.5 寸
肩外俞	小肠经	在脊柱区,第 1 胸椎棘突下,后正中线旁开 3 寸
天髎	三焦经	在肩胛部,肩井与曲垣的中间,当肩胛骨上角处
秉风	小肠经	在肩胛区,肩胛骨上角骨际凹陷中

3.第 2 胸椎

风门	膀胱经	在脊柱区,第 2 胸椎棘突下,后正中线旁开 1.5 寸
附分	膀胱经	在脊柱区,第 2 胸椎棘突下,后正中线旁开 3 寸
曲垣	小肠经	在肩胛区,肩胛冈内侧端上缘凹陷中

4.第 3 胸椎(平肩胛冈)

身柱	督脉	在脊柱区,第 3 胸椎棘突下凹陷中,后正中线上
肺俞	膀胱经	在脊柱区,第 3 胸椎棘突下,后正中线旁开 1.5 寸
魄户	膀胱经	在脊柱区,第 3 胸椎棘突下,后正中线旁开 3 寸

5. 第 4 胸椎

厥阴俞	膀胱经	在脊柱区,第 4 胸椎棘突下,后正中线旁开 1.5 寸
膏肓	膀胱经	在脊柱区,第 4 胸椎棘突下,后正中线旁开 3 寸
天宗	小肠经	在肩胛区,肩胛冈中点与肩胛骨下角连线的上 1/3 与下 2/3 交点凹陷中

6. 第 5 胸椎

神道	督脉	在脊柱区,第 5 胸椎棘突下凹陷中,后正中线上
心俞	膀胱经	在脊柱区,第 5 胸椎棘突下,后正中线旁开 1.5 寸
神堂	膀胱经	在脊柱区,第 5 胸椎棘突下,后正中线旁开 3 寸

7. 第 6 胸椎

灵台	督脉	在脊柱区,第 6 胸椎棘突下凹陷中,后正中线上
督俞	膀胱经	在脊柱区,第 6 胸椎棘突下,后正中线旁开 1.5 寸
譩譆	膀胱经	在脊柱区,第 6 胸椎棘突下,后正中线旁开 3 寸

8. 第 7 胸椎(平肩胛下角)

至阳	督脉	在脊柱区,第 7 胸椎棘突下凹陷中,后正中线上
膈俞	膀胱经	在脊柱区,第 7 胸椎棘突下,后正中线旁开 1.5 寸
膈关	膀胱经	在脊柱区,第 7 胸椎棘突下,后正中线旁开 3 寸

9. 第 8 胸椎

胃脘 下俞	奇穴	在脊柱区,横平第 8 胸椎棘突下,后正中线旁开 1.5 寸

10. 第 9 胸椎

筋缩	督脉	在脊柱区,第 9 胸椎棘突下凹陷中,后正中线上
肝俞	膀胱经	在脊柱区,第 9 胸椎棘突下,后正中线旁开 1.5 寸
魂门	膀胱经	在脊柱区,第 9 胸椎棘突下,后正中线旁开 3 寸

11. 第 10 胸椎

中枢	督脉	在脊柱区,第 10 胸椎棘突下凹陷中,后正中线上
胆俞	膀胱经	在脊柱区,第 10 胸椎棘突下,后正中线旁开 1.5 寸
阳纲	膀胱经	在脊柱区,第 l0 胸椎棘突下,后正中线旁开 3 寸

12. 第 11 胸椎

脊中	督脉	在脊柱区,第 11 胸椎棘突下凹陷中,后正中线上
脾俞	膀胱经	在脊柱区,第 11 胸椎棘突下,后正中线旁开 1.5 寸
意舍	膀胱经	在脊柱区,第 11 胸椎棘突下,后正中线旁开 3 寸

13. 第 12 胸椎

胃俞	膀胱经	在脊柱区,第 12 胸椎棘突下,后正中线旁开 1.5 寸
胃仓	膀胱经	在脊柱区,第 12 胸椎棘突下,后正中线旁开 3 寸

(九) 腰部

1. 第 1 腰椎

悬枢	督脉	在脊柱区,第 1 腰椎棘突下凹陷中,后正中线上
三焦俞	膀胱经	在脊柱区,第 1 腰椎棘突下,后正中线旁开 1.5 寸
肓门	膀胱经	在腰区,第 1 腰椎棘突下,后正中线旁开 3 寸

2. 第 2 腰椎(平 12 肋游离端)

命门	督脉	在脊柱区,第 2 腰椎棘突下凹陷中,后正中线上
肾俞	膀胱经	在脊柱区,第 2 腰椎棘突下,后正中线旁开 1.5 寸
志室	膀胱经	在腰区,第 2 腰椎棘突下,后正中线旁开 3 寸

3. 第 3 腰椎

气海俞	膀胱经	在脊柱区,第 3 腰椎棘突下,后正中线旁开 1.5 寸

4. 第 4 腰椎(平髂脊高点)

腰阳关	督脉	在脊柱区,第 4 腰椎棘突下凹陷中,后正中线上
大肠俞	膀胱经	在脊柱区,第 4 腰椎棘突下,后正中线旁开1.5 寸

5. 第 5 腰椎

关元俞	膀胱经	在脊柱区,第 5 腰椎棘突下,后正中线旁开1.5 寸

(十)骶髂部

1. 第 1 骶后孔

上髎	膀胱经	在骶区,正对第 1 骶后孔中
小肠俞	膀胱经	在骶区,横平第 1 骶后孔,骶正中嵴旁开1.5 寸

2. 第 2 骶后孔

次髎	膀胱经	在骶区,正对第 2 骶后孔中
膀胱俞	膀胱经	在骶区,横平第 2 骶后孔,骶正中嵴旁开1.5 寸
胞肓	膀胱经	在骶区,横平第 2 骶后孔,骶正中嵴旁开 3 寸

3. 第 3 骶后孔

中髎	膀胱经	在骶区,正对第 2 骶后孔中
中膂俞	膀胱经	在骶区,横平第 3 骶后孔,骶正中嵴旁开1.5 寸

4. 第 4 骶后孔

下髎	膀胱经	在骶区,正对第 4 骶后孔中
白环俞	膀胱经	在骶区,横平第 4 骶后孔,骶正中嵴旁开 1.5 寸
秩边	膀胱经	在骶区,横平第 4 骶后孔,骶正中嵴旁开 3 寸

5. 其他

腰俞	督脉	在骶区,正对骶管裂孔,后正中线上
会阳	膀胱经	在骶区,尾骨端旁开 0.5 寸
长强	督脉	在会阴区,尾骨下方,尾骨端与肛门连线的中点处
会阴	任脉	在会阴区,男性在阴囊根部与肛门连线的中点,女性在大阴唇后联合与肛门连线的中点

头颈部

①国标 2006→13 穴(包括当阳、内迎香、聚泉、海泉,不包括夹承浆、安眠);②《经络腧穴学》→12 穴(包括内迎香、聚泉、海泉,不包括夹承浆、安眠);③《针灸学》→12 穴(包括夹承浆、安眠,不包括当阳、内迎香、聚泉、海泉)。

胸腹部

①国标 2006→子宫;②《经络腧穴学》→子宫;③《针灸学》→子宫、三角灸。

背部

①国标 2006→9 穴(包括下极俞、腰宜);②《经络腧穴学》→7 穴(不包括下极俞、腰宜);③《针灸学》→7 穴(不包括下极俞、腰宜)。

上肢部

①国标 2006→11 穴(包括中泉,不包括肩前);②《经络腧穴学》→10 穴(不包括中泉、肩前);③《针灸学》→11 穴(包括肩前,不包括中泉)。

下肢部

①国标 2006→11 穴(包括髋骨、内踝尖、外踝尖、气端);②《经络腧穴学》→9 穴(不包括髋骨、气端);③《针灸学》→7 穴(不包括髋骨、内踝尖、外踝尖、气端)。

第四章　腧穴定位之特定穴

一、五输穴、原络穴、郄穴、募穴、下合穴

	井穴	荥穴	输穴	经穴	合穴	原穴	络穴	郄穴	募穴	下合穴
肺经	少商	鱼际	太渊	经渠	尺泽	太渊	列缺	孔最	中府	
心包经	中冲	劳宫	大陵	间使	曲泽	大陵	内关	郄门	膻中	
心经	少冲	少府	神门	灵道	少海	神门	通里	阴郄	巨阙	
大肠经	商阳	二间	三间	阳溪	曲池	合谷	偏历	温溜	天枢	上巨虚
三焦经	关冲	液门	中渚	支沟	天井	阳池	外关	会宗	石门	委阳
小肠经	少泽	前谷	后溪	阳谷	小海	腕骨	支正	养老	关元	下巨虚
脾经	隐白	大都	太白	商丘	阴陵泉	太白	公孙	地机	章门	
肝经	大敦	行间	太冲	中封	曲泉	太冲	蠡沟	中都	期门	
肾经	涌泉	然谷	太溪	复溜	阴谷	太溪	大钟	水泉	京门	
胃经	厉兑	内庭	陷谷	解溪	足三里	冲阳	丰隆	梁丘	中脘	足三里
胆经	足窍阴	侠溪	足临泣	阳辅	阳陵泉	丘墟	光明	外丘	日月	阳陵泉
膀胱经	至阴	足通谷	束骨	昆仑	委中	京骨	飞扬	金门	中极	委中
络穴	脾之大络→大包　胃之大络→虚里(乳根)　任脉络穴→鸠尾　督脉络穴→长强									
郄穴	阴维脉→筑宾　阴跷脉→交信　阳维脉→阳交　阳跷脉→跗阳									

二、五输穴

井荥输经合五穴,系由肢端向肘膝,按其脉气小到大,第一所出为井穴,二溜为荥三注输,所行为经入为合。肺少鱼际与太渊,经渠尺泽穴相连。大肠商阳与二间,三间阳溪曲池牵。胃经厉兑内庭随,陷谷解溪足三里。脾经隐白大都连,太白商丘阴陵泉。心经少冲少府邻,神门灵道少海寻。小肠少泽前谷溪,阳谷为经小海依。膀胱至阴通谷从,束骨昆仑与委中。肾经涌泉然谷宜,太溪复溜阴谷毕。心包中冲劳宫乐,大陵间使连曲泽。三焦关冲与液门,中渚支沟天井匀。胆经窍阴侠溪行,临泣阳辅与阳陵。肝经大敦与行间,太冲中封与曲泉

肺经	井穴	少商	在手指,拇指末节桡侧,指甲根角侧上方0.1寸(指寸)
	荥穴	鱼际	在手外侧,第1掌骨桡侧中点赤白肉际处
	输穴	太渊	在腕前区,桡骨茎突与舟状骨之间,拇长展肌腱尺侧凹陷中
	经穴	经渠	在前臂前区,腕掌侧远端横纹上1寸,桡骨茎突与桡动脉之间
	合穴	尺泽	在肘区,肘横纹上,肱二头肌腱桡侧缘凹陷中
大肠经	井穴	商阳	在手指,食指末节桡侧,指甲根角侧上方0.1寸(指寸)
	荥穴	二间	在手指,第2掌指关节桡侧远端赤白肉际处
	输穴	三间	在手背,第2掌指关节桡侧近端凹陷中
	经穴	阳溪	在腕区,腕背侧远端横纹桡侧,桡骨茎突远端,解剖学"鼻烟窝"凹陷中
	合穴	曲池	在肘区,尺泽与肱骨外上髁连线的中点处

（续表）

胃经	井穴	厉兑	在足趾,第 2 趾末节外侧,趾甲根角侧后方 0.1 寸(指寸)
	荥穴	内庭	在足背,第 2、3 趾间,趾蹼缘后方赤白肉际处
	输穴	陷谷	在足背,第 2、3 跖骨间,第 2 跖趾关节近端凹陷中
	经穴	解溪	在踝区,踝关节前面中央凹陷中,当姆长伸肌腱与趾长伸肌腱之间
	合穴	足三里	在小腿外侧,犊鼻下 3 寸,犊鼻与解溪连线上
脾经	井穴	隐白	在足趾,大趾末节内侧,趾甲根角侧后方 0.1 寸(指寸)
	荥穴	大都	在足趾,第 1 跖趾关节远端赤白肉际凹陷中
	输穴	太白	在跖区,第 1 跖趾关节近端赤白肉际凹陷中
	经穴	商丘	在踝区,内踝前下方,舟骨粗隆与内踝尖连线中点凹陷中
	合穴	阴陵泉	在小腿内侧,胫骨内侧髁下缘与胫骨内侧缘之间的凹陷中
心经	井穴	少冲	在手指,小指末节桡侧,指甲根角侧上方 0.1 寸(指寸)
	荥穴	少府	在手掌,横平第 5 掌指关节近端,第 4、5 掌骨之间
	输穴	神门	在腕前区,腕掌侧远端横纹尺侧端,尺侧腕屈腕肌腱的桡侧缘
	经穴	灵道	在前臂前区,腕掌侧远端横纹上 1.5 寸,尺侧腕屈肌腱的桡侧缘
	合穴	少海	在肘前区,横平肘横纹,肱骨内上髁前缘

（续表）

小肠经	井穴	少泽	在手指,小指末节尺侧,指甲根角侧上方0.1寸(指寸)
	荥穴	前谷	在手指,第5掌指关节尺侧远端赤白肉际凹陷中
	输穴	后溪	在手内侧,第5掌指关节尺侧近端赤白肉际凹陷中
	经穴	阳谷	在腕后区,尺骨茎突与三角骨之间的凹陷中
	合穴	小海	在肘后区,尺骨鹰嘴与肱骨内上髁之间凹陷处
膀胱经	井穴	至阴	在足趾,小趾末节外侧,趾甲根角侧后方0.1寸(指寸)
	荥穴	足通谷	在跖区,第5跖趾关节的远端,赤白肉际处
	输穴	束骨	在跖区,第5跖趾关节的近端,赤白肉际处
	经穴	昆仑	在踝区,外踝尖与跟腱之间的凹陷中
	合穴	委中	在膝后区,腘横纹中点
肾经	井穴	涌泉	在足底,屈足卷趾时足心最凹陷中
	荥穴	然谷	在足内侧,足舟骨粗隆下方,赤白肉际处
	输穴	太溪	在踝区,内踝尖与跟腱之间的凹陷中
	经穴	复溜	在小腿内侧,内踝尖上2寸,跟腱的前缘
	合穴	阴谷	在膝后区,腘横纹上,半腱肌肌腱外侧缘

（续表）

心包经	井穴	中冲	在手指,中指末端最高点
	荥穴	劳宫	在掌区,横平第3掌指关节近端,第2、3掌骨之间偏于第3掌骨
	输穴	大陵	在腕前区,腕掌侧远端横纹中,掌长肌腱与桡侧腕屈肌腱之间
	经穴	间使	在前臂前区,腕掌侧远端横纹上3寸,掌长肌腱与桡侧腕屈肌腱之间
	合穴	曲泽	在肘前区,肘横纹上,肱二头肌腱的尺侧缘凹陷中
三焦经	井穴	关冲	在手指,第4指末节尺侧,指甲根角侧上方0.1寸(指寸)
	荥穴	液门	在手背,第4、5指间,指蹼缘上方赤白肉际凹陷中
	输穴	中渚	在手背,第4、5掌骨间,第4掌指关节近端凹陷中
	经穴	支沟	在前臂后区,腕背侧远端横纹上3寸,尺骨与桡骨间隙中点
	合穴	天井	在肘后区,肘尖上1寸凹陷中
胆经	井穴	足窍阴	在足趾,第4趾末节外侧,趾甲根角侧后方0.1寸(指寸)
	荥穴	侠溪	在足背,第4、5趾间,趾蹼缘后方赤白肉际处
	输穴	足临泣	在足背,第4、5跖骨底结合部的前方,第5趾长伸肌腱外侧凹陷中
	经穴	阳辅	在小腿外侧,外踝尖上4寸,腓骨前缘
	合穴	阳陵泉	在小腿外侧,腓骨头前下方凹陷中

（续表）

肝经	井穴	大敦	在足趾,大趾末节外侧,趾甲根角侧后方0.1寸(指寸)
	荥穴	行间	在足背,第1、2趾之间,趾蹼缘的后方赤白肉际处
	输穴	太冲	在足背,第1、2跖骨间,跖骨底结合部前方凹陷中,或触及动脉搏动
	经穴	中封	在踝区,内踝前,胫骨前肌肌腱的内侧缘凹陷中
	合穴	曲泉	在膝部,腘横纹内侧端,半腱肌肌腱内缘凹陷中

三、十二经原穴

肺原太渊络列缺,大肠合谷偏历穴。胃经冲阳络丰隆,脾原太白公孙也。心原神门络通里,小肠腕骨支正别。膀胱京骨络飞扬,肾经太溪大钟歇。心包大陵络内关,三焦阳池外关且。胆原丘墟光明络,肝原太冲蠡沟穴。督脉长强任鸠尾,脾之大络大包确

太渊	肺经	在腕前区,桡骨茎突与舟状骨之间,拇长展肌腱尺侧凹陷中
大陵	心包经	在腕前区,腕掌侧远端横纹中,掌长肌腱与桡侧腕屈肌腱之间
神门	心经	在腕前区,腕掌侧远端横纹尺侧端,尺侧腕屈肌腱的桡侧缘
合谷	大肠经	在手背,第2掌骨桡侧的中点处

（续表）

腕骨	小肠经	在腕区,第 5 掌骨底与三角骨之间的赤白肉际凹陷中
阳池	三焦经	在腕后区,腕背侧远端横纹上,指伸肌腱的尺侧缘凹陷中
太白	脾经	在跖区,第 1 跖趾关节近端赤白肉际凹陷中
太溪	肾经	在踝区,内踝尖与跟腱之间的凹陷中
太冲	肝经	在足背,第 1、2 跖骨间,跖骨底结合部前方凹陷中,或触及动脉搏动
冲阳	胃经	在足背,第 2 跖骨基底部与中间楔状骨关节处,可触及足背动脉
京骨	膀胱经	在跖区,第 5 跖骨粗隆前下方,赤白肉际处
丘墟	胆经	在踝区,外踝的前下方,趾长伸肌腱的外侧凹陷中

四、十五络穴

人身络脉一十五,我今逐一从头举:手太阴络为列缺,手少阴络即通里,手厥阴络为内关,手太阳络支正是,手阳明络偏历当,手少阳络外关位,足太阳络号飞扬,足阳明络丰隆记,足少阳络为光明,足太阴络公孙寄,足少阴络名大钟,足厥阴络蠡沟配,阳督之络号长强,阴任之络号尾翳,脾之大络为大包,十五络名君须记

列缺	肺经	在前臂,腕掌侧远端横纹上 1.5 寸,拇短伸肌腱与拇长展肌腱之间,拇长展肌腱沟的凹陷中

（续表）

偏历	大肠经	在前臂,腕背侧远端横纹上3寸,阳溪与曲池连线上
内关	心包经	在前臂前区,腕掌侧远端横纹上2寸,掌长肌腱与桡侧腕屈肌腱之间
外关	三焦经	在前臂后区,腕背侧远端横纹上2寸,尺骨与桡骨间隙中点
通里	心经	在前臂前区,腕掌侧远端横纹上1寸,尺侧腕屈肌腱的桡侧缘
支正	小肠经	在前臂后区,腕背侧远端横纹上5寸,尺骨尺侧与尺侧腕屈肌之间
公孙	脾经	在跖区,第1跖骨底的前下缘赤白肉际处
丰隆	胃经	在小腿外侧,外踝尖上8寸,胫骨前肌的外缘
蠡沟	肝经	在小腿内侧,内踝尖上5寸,胫骨内侧面的中央
光明	胆经	在小腿外侧,外踝尖上5寸,腓骨前缘
大钟	肾经	在跟区,内踝后下方,跟骨上缘,跟腱附着部前缘凹陷中
飞扬	膀胱经	在小腿后区,昆仑直上7寸,腓肠肌外下缘与跟腱移行处
鸠尾	任脉	在上腹部,剑胸结合下1寸,前正中线上
长强	督脉	在会阴区,尾骨下方,尾骨端与肛门连线的中点处
大包	脾经	在胸外侧区,第6肋间隙,在腋中线上

五、十六郄穴

郄是孔隙义,气血深藏聚。病症反应点,临床能救急。阳维郄阳交,阴维筑宾居。阳跷走跗阳,阴跷交信毕。肺郄孔最大温溜,脾郄地机胃梁丘。心郄阴郄小养老,胆郄外丘肝中都。心包郄门焦会宗,胱金门肾水泉求

孔最	肺经	在前臂前区,腕掌侧远端横纹上7寸,尺泽与太渊连线上
温溜	大肠经	在前臂,腕背侧远端横纹上5寸,阳溪与曲池连线上
阴郄	心经	在前臂前区,腕掌侧远端横纹上0.5寸,尺侧腕屈肌腱的桡侧缘
养老	小肠经	在前臂后区,腕背横纹上1寸,尺骨头桡侧凹陷中
郄门	心包经	在前臂前区,腕掌侧远端横纹上5寸,掌长肌腱与桡侧腕屈肌腱之间
会宗	三焦经	在前臂后区,腕背侧远端横纹上3寸,尺骨的桡侧缘
地机	脾经	在小腿内侧,阴陵泉下3寸,胫骨内侧缘后际
梁丘	胃经	在股前区,髌底上2寸,股外侧肌与股直肌肌腱之间
水泉	肾经	在跟区,太溪直下1寸,跟骨结节内侧凹陷中
金门	膀胱经	在足背,外踝前缘直下,第5跖骨粗隆后方,骰骨下缘凹陷中
中都	肝经	在小腿内侧,内踝尖上7寸,胫骨内侧面的中央

（续表）

外丘	胆经	在小腿外侧,外踝尖上 7 寸,腓骨前缘
筑宾	阴维脉 （肾经）	在小腿内侧,太溪直上 5 寸,比目鱼肌与跟腱之间
阳交	阳维脉 （胆经）	在小腿外侧,外踝尖上 7 寸,腓骨后缘
交信	阴跷脉 （肾经）	在小腿内侧,内踝尖上 2 寸,胫骨内侧缘后际凹陷中
跗阳	阳跷脉 （膀胱经）	在小腿后区,昆仑直上 3 寸,腓骨与跟腱之间

六、十二募穴

大肠天枢肺中府,小肠关元心巨阙。膀胱中极肾京门,肝募期门胆日月。胃中脘穴脾章门,三焦募在石门穴。膻中气会何经募,心主包络厥阴也

肺	中府	肺经	在胸部,横平第 1 肋间隙,锁骨下窝外侧,前正中线旁开 6 寸
心	巨阙	任脉	在上腹部,脐中上 6 寸,前正中线上
心包	膻中	任脉	在胸部,横平第 4 肋间隙,前正中线上
肝	期门	肝经	在胸部,第 6 肋间隙,前正中线旁开 4 寸
脾	章门	肝经	在侧腹部,在第 11 肋游离端的下际
肾	京门	胆经	在上腹部,第 12 肋骨游离端的下际

（续表）

大肠	天枢	胃经	在腹部，横平脐中，前正中线旁开2寸
小肠	关元	任脉	在下腹部，脐中下3寸，前正中线上
三焦	石门	任脉	在下腹部，脐中下2寸，前正中线上
胃	中脘	任脉	在上腹部，脐中上4寸，前正中线上
膀胱	中极	任脉	在下腹部，脐中下4寸，前正中线上
胆	日月	胆经	在胸部，第7肋间隙中，前正中线旁开4寸

七、八会穴

腑会中脘脏章门，筋会阳陵髓绝骨，骨会大杼气膻中，血会膈俞脉太渊			
脏会	章门	肝经	在侧腹部，在第11肋游离端的下际
腑会	中脘	任脉	在上腹部，脐中上4寸，前正中线上
气会	膻中	任脉	在上腹部，横平第4肋间隙，前正中线上
血会	膈俞	膀胱经	在脊柱区，第7胸椎棘突下，后正中线旁开1.5寸
筋会	阳陵泉	胆经	在小腿外侧，腓骨头前下方凹陷中
脉会	太渊	肺经	在腕前区，桡骨茎突与舟状骨之间，拇长展肌腱尺侧凹陷中

（续表）

骨会	大杼	膀胱经	在脊柱区,第1胸椎棘突下,后正中线旁开1.5寸
髓会	悬钟	胆经	在小腿外侧,外踝尖上3寸,腓骨前缘

八、八脉交会穴

公孙冲脉胃心胸,内关阴维下总同;临泣胆经连带脉,阳维目锐外关逢。后溪督脉内眦颈,申脉阳跷络亦通;列缺任脉行肺系,阴跷照海膈喉咙

公孙	冲脉	胃、心、胸	在跖区,第1跖骨底的前下缘赤白肉际处
内关	阴维		在前臂前区,腕掌侧远端横纹上2寸,掌长肌腱与桡侧腕屈肌腱之间
外关	阳维	目外眦、颊、颈、耳后、肩	在前臂后区,腕背侧远端横纹上2寸,尺骨与桡骨间隙中点
足临泣	带脉		在足背,第4、5跖骨底结合部的前方,第5趾长伸肌腱外侧凹陷中
后溪	督脉	目内眦、项、耳、肩胛	在手内侧,第5掌指关节尺侧近端赤白肉际凹陷中
申脉	阳跷		在踝区,外踝尖直下,外踝下缘与跟骨之间凹陷中

（续表）

列缺	任脉	肺、胸膈、喉咙	在前臂,腕掌侧远端横纹上1.5寸,拇短伸肌腱与拇长展肌腱之间,拇长展肌腱沟的凹陷中
照海	阴跷		在踝区,内踝尖下1寸,内踝下缘边际凹陷中

九、下合穴

胃经下合三里乡,上下巨虚大小肠,膀胱当合委中穴,三焦下合属委阳,胆经之合阳陵泉,腑病用之效必彰			
大肠	上巨虚	胃经	在小腿外侧,犊鼻下6寸,犊鼻与解溪连线上
小肠	下巨虚	胃经	在小腿外侧,犊鼻下9寸,犊鼻与解溪连线上
三焦	委阳	膀胱经	在膝部,腘横纹上,股二头肌腱的内侧缘
胃	足三里	胃经	在小腿外侧,犊鼻下3寸,犊鼻与解溪连线上
膀胱	委中	膀胱经	在膝后区,腘横纹中点
胆	阳陵泉	胆经	在小腿外侧,腓骨头前下方凹陷中

第五章　腧穴定位之特殊分类

一、特殊连线

（一）同一经连线

头面部	胆经	头维与曲鬓弧形连线：头维—颔厌—悬颅—悬厘—曲鬓
	胆经	天冲与完骨的弧形连线：天冲—浮白—头窍阴—完骨
	三焦经	角孙与翳风之间，沿耳轮连线：翳风—瘈脉—颅息—角孙
	胃经	瞳孔直下：承泣—四白—巨髎—地仓
上肢部	肺经	尺泽与太渊连线：尺泽—孔最—太渊
	心包经	曲泽与大陵连线：曲泽—郄门—间使—内关、大陵
	大肠经	阳溪与曲池连线：阳溪—偏历—温溜—下廉—上廉—手三里—曲池
	三焦经	阳池与肘尖连线：阳池—外关—支沟—三阳络—四渎（无会宗）
	大肠经	曲池与肩髃连线：曲池—手五里—臂臑—肩髃（无肘髎）
	三焦经	肘尖与肩髎连线：天井—清冷渊—消泺—臑会—肩髎

（续表）

	膀胱经	委中与承山连线:委中—合阳—承筋—承山
	脾经	内踝尖与阴陵泉连线:漏谷—地机—阴陵泉(无三阴交)
	肾经	太溪与阴谷连线:太溪—筑宾—阴谷
下肢部	肾经	太溪直上、直下:水泉—太溪—复溜(无交信)
	胃经	髂前上棘与髌底外侧缘连线:髀关—伏兔—阴市—梁丘
	胃经	犊鼻与解溪连线:犊鼻—足三里—上巨虚—条口—下巨虚—解溪

（二）瞳孔直下／直上

承泣	胃经	在面部,眼球与眶下缘之间,瞳孔直下
四白	胃经	在面部,眶下孔处
巨髎	胃经	在面部,横平鼻翼下缘,瞳孔直下
地仓	胃经	在面部,口角旁开0.4寸(指寸)
阳白	胆经	在头部,眉上1寸,瞳孔直上
头临泣	胆经	在头部,前发际上0.5寸,瞳孔直上
目窗	胆经	在头部,前发际上1.5寸,瞳孔直上
正营	胆经	在头部,前发际上2.5寸,瞳孔直上
承灵	胆经	在头部,前发际上4寸,瞳孔直上
玉枕	膀胱经	在头部,横平枕外隆凸上缘,后发际正中旁开1.3寸

二、赤白肉际

液门	三焦经	在手背,第4、5指间,指蹼缘上方赤白肉际凹陷中
前谷	小肠经	在手指,第5掌指关节尺侧远端赤白肉际凹陷中
后溪	小肠经	在手内侧,第5掌指关节尺侧近端赤白肉际凹陷中
腕骨	小肠经	在腕区,第5掌骨底与三角骨之间的赤白肉际凹陷中
鱼际	肺经	在手外侧,第1掌骨桡侧中点赤白肉际处
二间	大肠经	在手指,第2掌指关节桡侧远端赤白肉际处
内庭	胃经	在足背,第2、3趾间,趾蹼缘后方赤白肉际处
侠溪	胆经	在足背,第4、5趾间,趾蹼缘后方赤白肉际处
仆参	膀胱经	在跟区,昆仑直下,跟骨外侧,赤白肉际处
京骨	膀胱经	在跖区,第5跖骨粗隆前下方,赤白肉际处
束骨	膀胱经	在跖区,第5跖趾关节的近端,赤白肉际处
足通谷	膀胱经	在跖区,第5跖趾关节的远端,赤白肉际处
大都	脾经	在足趾,第1跖趾关节远端赤白肉际凹陷中
太白	脾经	在跖区,第1跖趾关节近端赤白肉际凹陷中
公孙	脾经	在跖区,第1跖骨底的前下缘赤白肉际处
行间	肝经	在足背,第1、2趾之间,趾蹼缘的后方赤白肉际处

（续表）

然谷	肾经	在足内侧,足舟骨粗隆下方,赤白肉际处
八风	奇穴	在足背,第1~5趾间,趾蹼缘后方赤白肉际处,左右共8穴
八邪	奇穴	在手背,第1~5指间,指蹼缘后方赤白肉际处,左右共8穴

三、指/趾蹼缘

液门	三焦经	在手背,第4、5指间,指蹼缘上方赤白肉际凹陷中
行间	肝经	在足背,第1、2趾间,趾蹼缘后方赤白肉际处
内庭	胃经	在足背,第2、3趾间,趾蹼缘后方赤白肉际处
侠溪	胆经	在足背,第4、5趾间,趾蹼缘后方赤白肉际处

四、身体中心

	劳宫	心包经	在掌区,横平第3掌指关节近端,第2、3掌骨之间偏于第3掌骨
手	少府	心经	在手掌,横平第5掌指关节近端,第4、5掌骨之间
	外劳宫	奇穴	在手背,第2、3掌骨间,掌指关节后0.5寸(指寸)凹陷中
	腰痛点	奇穴	在手背,第2、3掌骨间及第4、5掌骨间,腕背侧远端横纹与掌指关节的中点处,一手2穴

（续表）

肘	尺泽	肺经	在肘区,肘横纹上,肱二头肌腱桡侧缘凹陷中
	曲泽	心包经	在肘前区,肘横纹上,肱二头肌腱的尺侧缘凹陷中
腋	极泉	心经	在腋区,腋窝中央,腋动脉搏动处
头面部	承浆	任脉	在面部,颏唇沟的正中凹陷处
	水沟	督脉	在面部,人中沟的上 1/3 与中 1/3 交点处
	素髎	督脉	在面部,鼻尖的正中央
	印堂	督脉	在头部,两眉毛内侧端中间的凹陷中
	百会	督脉	在头部,前发际正中直上 5 寸
	风府	督脉	在颈后区,枕外隆凸直下,两侧斜方肌之间凹陷中
背腰骶尾	大椎	督脉	在脊柱区,第 7 颈椎棘突下凹陷中,后正中线上
	至阳	督脉	在脊柱区,第 7 胸椎棘突下凹陷中,后正中线上
	命门	督脉	在脊柱区,第 2 腰椎棘突下凹陷中,后正中线上
	腰俞	督脉	在骶区,正对骶管裂孔,后正中线上
	长强	督脉	在会阴区,尾骨下方,尾骨端与肛门连线的中点处
	会阴	任脉	在会阴区,男性在阴囊根部与肛门连线的中点,女性在大阴唇后联合与肛门连线的中点

（续表）

胸腹	天突	任脉	在颈前区,胸骨上窝中央,前正中线上
	膻中	任脉	在胸部,横平第4肋间隙,前正中线上
	神阙	任脉	在脐区,脐中央
腿	承扶	膀胱经	在股后区,臀沟的中点
	委中	膀胱经	在膝后区,腘横纹中点
	承山	膀胱经	在小腿后区,腓肠肌两肌腹与肌腱交角处
足	涌泉	肾经	在足底,屈足卷趾时足心最凹陷中

五、筋肉之间

（一）肌腱

大陵	心包经	在腕前区,腕掌侧远端横纹中,掌长、桡侧腕屈肌腱之间
内关	心包经	在前臂前区,腕掌侧远端横纹上2寸,掌长肌腱与桡侧腕屈肌腱之间
间使	心包经	在前臂前区,腕掌侧远端横纹上3寸,掌长肌腱与桡侧腕屈肌腱之间
郄门	心包经	在前臂前区,腕掌侧远端横纹上5寸,掌长肌腱与桡侧腕屈肌腱之间
列缺	肺经	在前臂,腕掌侧远端横纹上1.5寸,拇短伸肌腱与拇长展肌腱之间,拇长展肌腱沟的凹陷中（肱桡肌和拇长展肌腱之间）

（续表）

阳溪	大肠经	在腕区,腕背侧远端横纹桡侧,桡骨茎突远端,解剖学"鼻烟窝"凹陷中（拇长伸肌腱与拇短伸肌腱之间）
冲阳	胃经	在足背,第2跖骨基底部与中间楔状骨关节处,可触及足背动脉（姆长伸肌腱与趾长伸肌腱之间）
解溪	胃经	在踝区,踝关节前面中央凹陷中,当姆长伸肌腱与趾长伸肌腱之间
阴谷	肾经	在膝后区,腘横纹上,半腱肌肌腱外侧缘（半腱肌肌腱与半膜肌肌腱之间

（二）肌肉

中渎	胆经	在股部,腘横纹上7寸,髂胫束后缘（股外侧肌与股二头肌）
阴包	肝经	在股前区,髌底上4寸,股薄肌与缝匠肌之间
气舍	胃经	在胸锁乳突肌区,锁骨上小窝,锁骨胸骨端上缘,胸锁乳突肌胸骨头与锁骨头中间的凹陷中
扶突	大肠经	在胸锁乳突肌区,横平喉结,胸锁乳突肌前、后缘中间
风府	督脉	在颈后区,枕外隆凸直下,两侧斜方肌之间凹陷中
风池	胆经	在颈后区,枕骨之下,胸锁乳突肌上端与斜方肌上端之间的凹陷中
天泉	心包经	在臂前区,腋前纹头下2寸,肱二头肌的长、短头之间

六、与动脉相关

经渠	肺经	在前臂前区,腕掌侧远端横纹上 1 寸,桡骨茎突与桡动脉之间
极泉	心经	在腋区,腋窝中央,腋动脉搏动处
冲阳	胃经	在足背,第 2 跖骨基底部与中间楔状骨关节处,可触及足背动脉
人迎	胃经	在颈部,横平喉结,胸锁乳突肌前缘,颈总动脉搏动处
大迎	胃经	在面部,下颌角前方,咬肌附着部的前缘凹陷中,面动脉搏动处
耳和髎	三焦经	在头部,鬓发后缘,耳郭根的前方,颞浅动脉的后缘
气冲	胃经	在腹股沟区,耻骨联合上缘,前正中线旁开 2 寸,动脉搏动处
箕门	脾经	在股前区,髌底内侧端与冲门的连线上 1/3 与下 2/3 交点,长收肌和缝匠肌交角的动脉搏动处
冲门	脾经	在腹股沟区,腹股沟斜纹中,髂外动脉搏动处的外侧
太冲	肝经	在足背,第 1、2 跖骨间,跖骨底结合部前方凹陷中,或触及动脉搏动
足五里	肝经	在股前区,气冲直下 3 寸,动脉搏动处

七、易混穴

(一)相似穴

阳池	三焦经	在腕背横纹中,当指伸肌腱的尺侧缘凹陷中
丘墟	胆经	在足外踝的前下方,当趾长伸肌腱的外侧凹陷中
太溪	肾经	在足内侧,内踝后方,当内踝尖与跟腱之间的凹陷中
昆仑	膀胱经	在足部外踝后,当外踝尖与跟腱之间凹陷中
申脉	膀胱经	在足外侧部,外踝直下方凹陷中
照海	肾经	在足内侧,内踝尖下方凹陷中
京骨	膀胱经	在足外侧,第5跖骨粗隆下方,赤白肉际处
然谷	肾经	在足内侧缘,足舟骨粗隆下方,赤白肉际

(二)同经相水平(不含背俞穴)

支沟	三焦经	在前臂后区,腕背侧远端横纹上3寸,尺骨与桡骨间隙中点
会宗	三焦经	在前臂后区,腕背侧远端横纹上3寸,尺骨的桡侧缘
阳交	胆经	在小腿外侧,外踝尖上7寸,腓骨后缘
外丘	胆经	在小腿外侧,外踝尖上7寸,腓骨前缘
条口	胃经	在小腿外侧,犊鼻下8寸,犊鼻与解溪连线上
丰隆	胃经	在小腿外侧,外踝尖上8寸,胫骨前肌的外缘
复溜	肾经	在小腿内侧,内踝尖上2寸,跟腱的前缘

（续表）

交信	肾经	在小腿内侧,内踝尖上 2 寸,胫骨内侧缘后际凹陷中
率谷	胆经	在头部,耳尖直上入发际 1.5 寸
天冲	胆经	在头部,耳根后缘直上入发际 2 寸
委中	膀胱经	在膝后区,腘横纹中点
委阳	膀胱经	在膝部,腘横纹上,股二头肌腱的内侧缘

（三）其他易混穴

角孙	三焦经	在头部,耳尖正对发际处
曲鬓	胆经	在头部,耳前鬓角发际后缘与耳尖水平线的交点处
耳和髎	三焦经	在头部,鬓发后缘,耳郭根的前方,颞浅动脉的后缘
巨髎	胃经	在面部,横平鼻翼下缘,瞳孔直下
迎香	大肠经	在面部,鼻翼外缘中点旁,鼻唇沟中
上迎香	奇穴	在面部,鼻翼软骨与鼻甲的交界处,近鼻翼沟上端处
内迎香	奇穴	在鼻孔内,鼻翼软骨与鼻甲交界的黏膜处

第六章　腧穴定位之按汉字名称检索

一、同名穴

口禾髎	大肠经	在面部,横平人中沟上 1/3 与下 2/3 交点,鼻孔外缘直下
耳和髎	三焦经	在头部,鬓发后缘,耳郭根的前方,颞浅动脉的后缘
头临泣	胆经	在头部,前发际上 0.5 寸,瞳孔直上
足临泣	胆经	在足背,第 4、5 跖骨底结合部的前方,第 5 趾长伸肌腱外侧凹陷中
头窍阴	胆经	在头部,耳后乳突的后上方,从天冲到完骨的弧形连线(其弧度与耳郭弧度相应)的上 2/3 与下 1/3 交点处
足窍阴	胆经	在足趾,第 4 趾末节外侧,趾甲根角侧后方 0.1 寸(指寸)
腹通谷	肾经	在上腹部,脐中上 5 寸,前正中线旁开 0.5 寸
足通谷	膀胱经	在跖区,第 5 跖趾关节的远端,赤白肉际处
腰阳关	督脉	在脊柱区,第 4 腰椎棘突下凹陷中,后正中线上
膝阳关	胆经	在膝部,股骨外上髁后上缘,股二头肌腱与髂胫束之间凹陷中

（续表）

阴陵泉	脾经	在小腿内侧,胫骨内侧髁下缘与胫骨内侧缘之间的凹陷中
阳陵泉	胆经	在小腿外侧,腓骨头前下方凹陷中
三阴交	脾经	在小腿内侧,内踝尖上 3 寸,胫骨内侧缘后际
三阳络	三焦经	在前臂后区,腕背侧远端横纹上 4 寸,尺骨与桡骨间中点
手三里	大肠经	在前臂背面桡侧,当阳溪与曲池连线上,肘横纹下 2 寸
足三里	胃经	在小腿前外侧,当犊鼻下 3 寸,距胫骨前缘一横指(中指)
手五里	大肠经	在臂部,肘横纹上 3 寸,曲池与肩髃连线上
足五里	肝经	在股前区,气冲直下 3 寸,动脉搏动处
上巨虚	胃经	在小腿外侧,犊鼻下 6 寸,犊鼻与解溪连线上
下巨虚	胃经	在小腿外侧,犊鼻下 9 寸,犊鼻与解溪连线上
阴交	任脉	在下腹部,脐中下 1 寸,前正中线上
阳交	胆经	在小腿外侧,外踝尖上 7 寸,腓骨后缘
阴谷	肾经	在膝后区,腘横纹上,半腱肌肌腱外侧缘
阳谷	小肠经	在腕后区,尺骨茎突与三角骨之间的凹陷中
会阴	任脉	在会阴区,男性在阴囊根部与肛门连线的中点,女性在大阴唇后联合与肛门连线的中点
会阳	膀胱经	在骶区,尾骨端旁开 0.5 寸
至阴	膀胱经	在足趾,小趾末节外侧,趾甲根角侧后方 0.1 寸(指寸)

（续表）

至阳	督脉	在脊柱区,第7胸椎棘突下凹陷中,后正中线上
二间	大肠经	在手指,第2掌指关节桡侧远端赤白肉际处
三间	大肠经	在手背,第2掌指关节桡侧近端凹陷中
内关	心包经	在前臂前区,腕掌侧远端横纹上2寸,掌长肌腱与桡侧腕屈肌腱之间
外关	三焦经	在前臂后区,腕背侧远端横纹上2寸,尺骨与桡骨间隙中点
上关	胆经	在面部,颧弓上缘中央凹陷中
下关	胃经	在面部,颧弓下缘中央与下颌切迹之间凹陷中
前顶	督脉	在头部,前发际正中直上3.5寸
后顶	督脉	在头部,后发际正中直上5.5寸
下廉	大肠经	在前臂,肘横纹下4寸,阳溪与曲池连线上
上廉	大肠经	在前臂,肘横纹下3寸,阳溪与曲池连线上
复溜	肾经	在小腿内侧,内踝尖上2寸,跟腱的前缘
温溜	大肠经	在前臂,腕背侧远端横纹上5寸,阳溪与曲池连线上
角孙	三焦经	在头部,耳尖正对发际处
公孙	脾经	在跖区,第1跖骨底的前下缘赤白肉际处
上脘	任脉	在上腹部,脐中上5寸,前正中线上
中脘	任脉	在上腹部,脐中上4寸,前正中线上
下脘	任脉	在上腹部,脐中上2寸,前正中线上

（续表）

上髎	膀胱经	在骶区,正对第1骶后孔中
次髎	膀胱经	在骶区,正对第2骶后孔中
中髎	膀胱经	在骶区,正对第3骶后孔中
下髎	膀胱经	在骶区,正对第4骶后孔中

二、含某字腧穴归类

（一）含"门"字腧穴（22个）

石门	任脉	在下腹部,脐中下2寸,前正中线上
命门	督脉	在脊柱区,第2腰椎棘突下凹陷中,后正中线上
哑门	督脉	在颈后区,第2颈椎棘突上际凹陷中,后正中线上
云门	肺经	在胸部,锁骨下窝凹陷中,肩胛骨喙突内缘,前正中线旁开6寸
神门	心经	在腕前区,腕掌侧远端横纹尺侧端,尺侧腕屈肌腱的桡侧缘
郄门	心包经	在前臂前区,腕掌侧远端横纹上5寸,掌长肌腱与桡侧腕屈肌腱之间
液门	三焦经	在手背,第4、5指间,指蹼缘上方赤白肉际凹陷中
耳门	三焦经	在耳区,耳屏上切迹与下颌骨髁突之间的凹陷中

（续表）

箕门	脾经	在股前区,髌底内侧端与冲门的连线上 1/3 与下 2/3 交点,长收肌和缝匠肌交角的动脉搏动处
冲门	脾经	在腹股沟区,腹股沟斜纹中,髂外动脉搏动处的外侧
关门	胃经	在上腹部,脐中上 3 寸,前正中线旁开 2 寸
梁门	胃经	在上腹部,脐中上 4 寸,前正中线旁开 2 寸
期门	肝经	在胸部,第 6 肋间隙,前正中线旁开 4 寸
章门	肝经	在侧腹部,在第 11 肋游离端的下际
京门	胆经	在上腹部,第 12 肋骨游离端的下际
幽门	肾经	在上腹部,脐中上 6 寸,前正中线旁开 0.5 寸
金门	膀胱经	在足背,外踝前缘直下,第 5 跖骨粗隆后方,骰骨下缘凹陷中
殷门	膀胱经	在股后区,臀沟下 6 寸,股二头肌与半腱肌之间
风门	膀胱经	在脊柱区,第 2 胸椎棘突下,后正中线旁开 1.5 寸
魂门	膀胱经	在脊柱区,第 9 胸椎棘突下,后正中线旁开 3 寸
肓门	膀胱经	在腰区,第 1 腰椎棘突下,后正中线旁开 3 寸
滑肉门	胃经	在上腹部,脐中上 1 寸,前正中线旁开 2 寸

（二）含"道"字腧穴（5 个）

灵道	心经	在前臂前区,腕掌侧远端横纹上 1.5 寸,尺侧腕屈肌腱的桡侧缘
水道	胃经	在下腹部,脐中下 3 寸,前正中线旁开 2 寸
维道	胆经	在下腹部,髂前上棘内下 0.5 寸
陶道	督脉	在脊柱区,第 1 胸椎棘突下凹陷中,后正中线上
神道	督脉	在脊柱区,第 5 胸椎棘突下凹陷中,后正中线上

（三）含"交"字腧穴（4 个）

交信	肾经	在小腿内侧,内踝尖上 2 寸,胫骨内侧缘后际凹陷中
阳交	胆经	在小腿外侧,外踝尖上 7 寸,腓骨后缘
阴交	任脉	在下腹部,脐中下 1 寸,前正中线上
三阴交	脾经	在小腿内侧,内踝尖上 3 寸,胫骨内侧缘后际

（四）含"枢"字腧穴（4 个）

天枢	胃经	在腹中部,脐中旁开 2 寸
五枢	胆经	在下腹部,横平脐下 3 寸,髂前上棘内侧
中枢	督脉	在脊柱区,第 10 胸椎棘突下凹陷中,后正中线上
悬枢	督脉	在脊柱区,第 1 腰椎棘突下凹陷中,后正中线上

（五）含"府"字腧穴（6 个）

府舍	脾经	在下腹部,脐中下 4.3 寸,前正中线旁开 4 寸
中府	肺经	在胸部,横平第 1 肋间隙,锁骨下窝外侧,前正中线旁开 6 寸
天府	肺经	在臂前区,腋前纹头下 3 寸,肱二头肌桡侧缘处
少府	心经	在手掌,横平第 5 掌指关节近端,第 4、5 掌骨之间
俞府	肾经	在胸部,锁骨下缘,前正中线旁开 2 寸
风府	督脉	在颈后区,枕外隆凸直下,两侧斜方肌之间凹陷中

（六）含"户"字腧穴（3 个）

脑户	督脉	在头部,枕外隆凸的上缘凹陷中
气户	胃经	在胸部,锁骨下缘,前正中线旁开 4 寸
魄户	膀胱经	在脊柱区,第 3 胸椎棘突下,后正中线旁开 3 寸

（七）含"舍"字腧穴（3 个）

府舍	脾经	在下腹部,脐中下 4.3 寸,前正中线旁开 4 寸
意舍	膀胱经	在脊柱区,第 11 胸椎棘突下,后正中线旁开 3 寸
气舍	胃经	在胸锁乳突肌区,锁骨上小窝,锁骨胸骨端上缘,胸锁乳突肌胸骨头与锁骨头中间的凹陷中

(八)含"庭"字腧穴(3个)

内庭	胃经	在足背,第2、3趾间,趾蹼缘后方赤白肉际处
中庭	任脉	在胸部,剑胸结合中点处,前正中线上
神庭	督脉	在头部,前发际正中直上0.5寸

(九)含"堂"字腧穴(3个)

神堂	膀胱经	在脊柱区,第5胸椎棘突下,后正中线旁开3寸
玉堂	任脉	在胸部,横平第3肋间隙,前正中线上
印堂	督脉	在头部,两眉毛内侧端中间的凹陷中

(十)含"宫"字腧穴(4个)

听宫	小肠经	在面部,耳屏正中与下颌骨髁突之间的凹陷中
劳宫	心包经	在掌区,横平第3掌指关节近端,第2、3掌骨之间偏于第3掌骨
紫宫	任脉	在胸部,横平第2肋间隙,前正中线上
外劳宫	奇穴	在手背,第2、3掌骨间,掌指关节后0.5寸(指寸)凹陷中

(十一)含"间"字腧穴(5个)

间使	心包经	在前臂前区,腕掌侧远端横纹上3寸,掌长肌腱与桡侧腕屈肌腱之间
二间	大肠经	在手指,第2掌指关节桡侧远端赤白肉际处
三间	大肠经	在手背,第2掌指关节桡侧近端凹陷中
行间	肝经	在足背,第1、2趾之间,趾蹼缘的后方赤白肉际处
强间	督脉	在头部,后发际正中直上4寸

(十二)含"柱"字腧穴(2个)

天柱	膀胱经	在颈后区,横平第2颈椎棘突上际,斜方肌外缘凹陷中
身柱	督脉	在脊柱区,第3胸椎棘突下凹陷中,后正中线上

(十三)含"窗"字腧穴(3个)

天窗	小肠经	在颈部,横平喉结,胸锁乳突肌的后缘
目窗	胆经	在头部,前发际上1.5寸,瞳孔直上
膺窗	胃经	在胸部,第3肋间隙,前正中线旁开4寸

(十四)含"井"字腧穴(2个)

天井	三焦经	在肘后区,肘尖上1寸凹陷中
肩井	胆经	在肩胛区,第7颈椎棘突与肩峰最外侧点连线的中点

(十五)含"泉"字腧穴(11 个)

天泉	心包经	在臂前区,腋前纹头下 2 寸,肱二头肌的长、短头之间
极泉	心经	在腋区,腋窝中央,腋动脉搏动处
曲泉	肝经	在膝部,腘横纹内侧端,半腱肌肌腱内缘凹陷中
涌泉	肾经	在足底,屈足卷趾时足心最凹陷中
水泉	肾经	在跟区,太溪直下 1 寸,跟骨结节内侧凹陷中
廉泉	任脉	在颈前区,喉结上方,舌骨上缘凹陷中,前正中线上
聚泉	奇穴	在口腔内,舌背正中缝的中点处
海泉	奇穴	在口腔内,舌下系带中点处
中泉	奇穴	在前臂后区,腕背侧远端横纹上,指总伸肌腱桡侧凹陷中
阳陵泉	胆经	在小腿外侧,腓骨头前下方凹陷中
阴陵泉	脾经	在小腿内侧,胫骨内侧髁下缘与胫骨内侧缘之间的凹陷中

(十六)含"溪"字腧穴(6 个)

后溪	小肠经	在手内侧,第 5 掌指关节尺侧近端赤白肉际凹陷中
阳溪	大肠经	在腕区,腕背侧远端横纹桡侧,桡骨茎突远端,解剖学"鼻烟窝"凹陷中
侠溪	胆经	在足背,第 4、5 趾间,趾蹼缘后方赤白肉际处
天溪	脾经	在胸部,第 4 肋间隙,前正中线旁开 6 寸
解溪	胃经	在踝区,踝关节前面中央凹陷中,当踇长伸肌腱与趾长伸肌腱之间
太溪	肾经	在踝区,内踝尖与跟腱之间的凹陷中

（十七）含"池"字腧穴（4 个）

天池	心包经	在胸部，第 4 肋间隙，前正中线旁开 5 寸
阳池	三焦经	在腕后区，腕背侧远端横纹上，指伸肌腱的尺侧缘凹陷中
曲池	大肠经	在肘区，尺泽与肱骨外上髁连线的中点处
风池	胆经	在颈后区，枕骨之下，胸锁乳突肌上端与斜方肌上端之间的凹陷中

（十八）含"渊"字腧穴（3 个）

渊腋	胆经	在胸外侧区，第 4 肋间隙中，在腋中线上
太渊	肺经	在腕前区，桡骨茎突与舟状骨之间，拇长展肌腱尺侧凹陷中
清冷渊	三焦经	在臂后区，肘尖与肩峰角连线上，肘尖上 2 寸

（十九）含"泽"字腧穴（3 个）

尺泽	肺经	在肘区，肘横纹上，肱二头肌腱桡侧缘凹陷中
曲泽	心包经	在肘前区，肘横纹上，肱二头肌腱的尺侧缘凹陷中
少泽	小肠经	在手指，小指末节尺侧，指甲根角侧上方 0.1 寸（指寸）

（二十）含"海"字腧穴（6 个）

少海	心经	在肘前区，横平肘横纹，肱骨内上髁前缘
小海	小肠经	在肘后区，尺骨鹰嘴与肱骨内上髁之间凹陷处
照海	肾经	在踝区，内踝尖下 1 寸，内踝下缘边际凹陷中

（续表）

血海	脾经	在股前区,髌底内侧端上2寸,股内侧肌隆起处
气海	任脉	在下腹部,脐中下1.5寸,前正中线上
气海俞	膀胱经	在脊柱区,第3腰椎棘突下,后正中线旁开1.5寸

(二十一)含"沟"字腧穴(3个)

支沟	三焦经	在前臂后区,腕背侧远端横纹上3寸,尺骨与桡骨间隙中点
蠡沟	肝经	在小腿内侧,内踝尖上5寸,胫骨内侧面的中央
水沟	督脉	在面部,人中沟的上1/3与中1/3交点处

(二十二)含"郄"字腧穴(3个)

郄门	心包经	在前臂前区,腕掌侧远端横纹上5寸,掌长肌腱与桡侧腕屈肌腱之间
阴郄	心经	在前臂前区,腕掌侧远端横纹上0.5寸,尺侧腕屈肌腱的桡侧缘
浮郄	膀胱经	在膝后区,腘横纹上1寸,股二头肌腱的内侧缘

（二十三）含"谷"字腧穴（10个）

前谷	小肠经	在手指,第5掌指关节尺侧远端赤白肉际凹陷中
阳谷	小肠经	在腕后区,尺骨茎突与三角骨之间的凹陷中
合谷	大肠经	在手背,第2掌骨桡侧的中点处
漏谷	脾经	在小腿内侧,内踝尖上6寸,胫骨内侧缘后际
陷谷	胃经	在足背,第2、3跖骨间,第2跖趾关节近端凹陷中
率谷	胆经	在头部,耳尖直上入发际1.5寸
然谷	肾经	在足内侧,足舟骨粗隆下方,赤白肉际处
阴谷	肾经	在膝后区,腘横纹上,半腱肌肌腱外侧缘
腹通谷	肾经	在上腹部,脐中上5寸,前正中线旁开0.5寸
足通谷	膀胱经	在跖区,第5跖趾关节的远端,赤白肉际处

（二十四）含"丘"字腧穴（4个）

丘墟	胆经	在踝区,外踝的前下方,趾长伸肌腱的外侧凹陷中
外丘	胆经	在小腿外侧,外踝尖上7寸,腓骨前缘
商丘	脾经	在踝区,内踝前下方,舟骨粗隆与内踝尖连线中点凹陷中
梁丘	胃经	在股前区,髌底上2寸,股外侧肌与股直肌肌腱之间

(二十五)含"墟"字腧穴(2 个)

丘墟	胆经	在踝区,外踝的前下方,趾长伸肌腱的外侧凹陷中
灵墟	肾经	在胸部,第 3 肋间隙,前正中线旁开 2 寸

(二十六)含"陵"字腧穴(4 个)

大陵	心包经	在腕前区,腕掌侧远端横纹中,掌长肌腱与桡侧腕屈肌腱之间
外陵	胃经	在下腹部,脐中下 1 寸,前正中线旁开 2 寸
阴陵泉	脾经	在小腿内侧,胫骨内侧髁下缘与胫骨内侧缘之间的凹陷中
阳陵泉	胆经	在小腿外侧,腓骨头前下方凹陷中

(二十七)含"冲"字腧穴(9 个)

少冲	心经	在手指,小指末节桡侧,指甲根角侧上方 0.1 寸(指寸)
中冲	心包经	在手指,中指末端最高点
关冲	三焦经	在手指,第 4 指末节尺侧,指甲根角侧上方 0.1 寸(指寸)
冲门	脾经	在腹股沟区,腹股沟斜纹中,髂外动脉搏动处的外侧
冲阳	胃经	在足背,第 2 跖骨基底部与中间楔状骨关节处,可触及足背动脉
气冲	胃经	在腹股沟区,耻骨联合上缘,前正中线旁开 2 寸,动脉搏动处
太冲	肝经	在足背,第 1、2 跖骨间,跖骨底结合部前方凹陷中,或触及动脉搏动
天冲	胆经	在头部,耳根后缘直上入发际 2 寸
眉冲	膀胱经	在头部,额切迹直上入发际 0.5 寸

（二十八）含"关"字腧穴（14 个）

关元	任脉	在下腹部,脐中下 3 寸,前正中线上
关冲	三焦经	在手指,第 4 指末节尺侧,指甲根角侧上方 0.1 寸(指寸)
关门	胃经	在上腹部,脐中上 3 寸,前正中线旁开 2 寸
内关	心包经	在前臂前区,腕掌侧远端横纹上 2 寸,掌长肌腱与桡侧腕屈肌腱之间
外关	三焦经	在前臂后区,腕背侧远端横纹上 2 寸,尺、桡骨间隙中点
上关	胆经	在面部,颧弓上缘中央凹陷中
下关	胃经	在面部,颧弓下缘中央与下颌切迹之间凹陷中
髀关	胃经	在股前区,股直肌近端、缝匠肌与阔筋膜张肌 3 条肌肉之间凹陷中
膈关	膀胱经	在脊柱区,第 7 胸椎棘突下,后正中线旁开 3 寸
石关	肾经	在上腹部,脐中上 3 寸,前正中线旁开 0.5 寸
膝关	肝经	在膝部,胫骨内侧踝的下方,阴陵泉后 1 寸
膝阳关	胆经	在膝部,股骨外上髁后上缘,股二头肌腱与髂胫束之间的凹陷中
腰阳关	督脉	在脊柱区,第 4 腰椎棘突下凹陷中,后正中线上
关元俞	膀胱经	在脊柱区,第 5 腰椎棘突下,后正中线旁开 1.5 寸

（二十九）含"俞"字腧穴（26 个）

俞府	肾经	在胸部,锁骨下缘,前正中线旁开 2 寸
肓俞	肾经	在腹部,脐中旁开 0.5 寸
臑俞	小肠经	在肩胛区,腋后纹头直上,肩胛冈下缘凹陷中
腰俞	督脉	在骶区,正对骶管裂孔,后正中线上
肺俞	膀胱经	在脊柱区,第 3 胸椎棘突下,后正中线旁开 1.5 寸
心俞	膀胱经	在脊柱区,第 5 胸椎棘突下,后正中线旁开 1.5 寸
督俞	膀胱经	在脊柱区,第 6 胸椎棘突下,后正中线旁开 1.5 寸
膈俞	膀胱经	在脊柱区,第 7 胸椎棘突下,后正中线旁开 1.5 寸
肝俞	膀胱经	在脊柱区,第 9 胸椎棘突下,后正中线旁开 1.5 寸
胆俞	膀胱经	在脊柱区,第 10 胸椎棘突下,后正中线旁开 1.5 寸
脾俞	膀胱经	在脊柱区,第 11 胸椎棘突下,后正中线旁开 1.5 寸
胃俞	膀胱经	在脊柱区,第 12 胸椎棘突下,后正中线旁开 1.5 寸
肾俞	膀胱经	在脊柱区,第 2 腰椎棘突下,后正中线旁开 1.5 寸

（续表）

厥阴俞	膀胱经	在脊柱区，第4胸椎棘突下，后正中线旁开1.5寸
三焦俞	膀胱经	在脊柱区，第1腰椎棘突下，后正中线旁开1.5寸
气海俞	膀胱经	在脊柱区，第3腰椎棘突下，后正中线旁开1.5寸
大肠俞	膀胱经	在脊柱区，第4腰椎棘突下，后正中线旁开1.5寸
关元俞	膀胱经	在脊柱区，第5腰椎棘突下，后正中线旁开1.5寸
小肠俞	膀胱经	在骶区，横平第1骶后孔，骶正中嵴旁开1.5寸
膀胱俞	膀胱经	在骶区，横平第2骶后孔，骶正中嵴旁开1.5寸
中膂俞	膀胱经	在骶区，横平第3骶后孔，骶正中嵴旁开1.5寸
白环俞	膀胱经	在骶区，横平第4骶后孔，骶正中嵴旁开1.5寸
肩中俞	小肠经	在脊柱区，第7颈椎棘突下，后正中线旁开2寸
肩外俞	小肠经	在脊柱区，第1胸椎棘突下，后正中线旁开3寸
下极俞	奇穴	在腰区，第3腰椎棘突下
胃脘下俞	奇穴	在脊柱区，横平第8胸椎棘突下，后正中线旁开1.5寸

(三十) 含"脑"字腧穴 (2 个)

脑户	督脉	在头部,枕外隆凸的上缘凹陷中
脑空	胆经	在头部,横平枕外隆凸的上缘,风池直上

(三十一) 含"肩"字腧穴 (6 个)

肩髃	大肠经	在三角肌区,肩峰外侧缘前端与肱骨大结节两骨间凹陷中
肩髎	三焦经	在三角肌区,肩峰角与肱骨大结节两骨间凹陷中
肩井	胆经	在肩胛区,第 7 颈椎棘突与肩峰最外侧点连线的中点
肩贞	小肠经	在肩胛区,肩关节后下方,腋后纹头直上 1 寸
肩外俞	小肠经	在脊柱区,第 1 胸椎棘突下,后正中线旁开 3 寸
肩中俞	小肠经	在脊柱区,第 7 颈椎棘突下,后正中线旁开 2 寸

(三十二) 含"腹"字腧穴 (3 个)

腹结	脾经	在下腹部,脐中下 1.3 寸,前正中线旁开 4 寸
腹哀	脾经	在上腹部,脐中上 3 寸,前正中线旁开 4 寸
腹通谷	肾经	在上腹部,脐中上 5 寸,前正中线旁开 0.5 寸

(三十三)含"腰"字腧穴(7 个)

腰俞	督脉	在骶区,正对骶管裂孔,后正中线上
腰宜	奇穴	在腰区,横平第 4 腰椎棘突下,后正中线旁开3 寸
腰眼	奇穴	在腰区,横平第 4 腰椎棘突下,后正中线旁开约 3.5 寸凹陷中
腰奇	奇穴	在骶区,尾骨端直上 2 寸,骶角之间凹陷中
腰阳关	督脉	在脊柱区,第 4 腰椎棘突下凹陷中,后正中线上
腰痛点	奇穴	在手背,第 2、3 掌骨间及第 4、5 掌骨间,腕背侧远端横纹与掌指关节的中点处,一手 2 穴
鱼腰	奇穴	在头部,瞳孔直上,眉毛中

(三十四)含"骨"字腧穴(10 个)

曲骨	任脉	在下腹部,耻骨联合上缘,前正中线上
巨骨	大肠经	在肩胛区,锁骨肩峰端与肩胛冈之间凹陷中
腕骨	小肠经	在腕区,第 5 掌骨底与三角骨之间的赤白肉际凹陷中
京骨	膀胱经	在跖区,第 5 跖骨粗隆前下方,赤白肉际处
束骨	膀胱经	在跖区,第 5 跖趾关节的近端,赤白肉际处
完骨	胆经	在头部,耳后乳突的后下方凹陷中
横骨	肾经	在下腹部,脐中下 5 寸,前正中线旁开 0.5 寸
髋骨	奇穴	在股前区,梁丘两旁各 1.5 寸,一肢 2 穴
大骨空	奇穴	在手指,拇指背面,指间关节的中点处
小骨空	奇穴	在手指,小指背面,近侧指间关节的中点处

(三十五)含"髎"字腧穴(14个)

肘髎	大肠经	在肘区,肱骨外上髁上缘,髁上嵴的前缘
肩髎	三焦经	在三角肌区,肩峰角与肱骨大结节两骨间凹陷中
天髎	三焦经	在肩胛区,肩胛骨上角骨际凹陷中
素髎	督脉	在面部,鼻尖的正中央
巨髎	胃经	在面部,横平鼻翼下缘,瞳孔直下
颧髎	小肠经	在面部,颧骨下缘,目外眦直下的凹陷中
上髎	膀胱经	在骶区,正对第1骶后孔中
次髎	膀胱经	在骶区,正对第2骶后孔中
中髎	膀胱经	在骶区,正对第3骶后孔中
下髎	膀胱经	在骶区,正对第4骶后孔中
居髎	胆经	在臀区,髂前上棘与股骨大转子最凸点连线的中点处
瞳子髎	胆经	在面部,目外眦外侧0.5寸凹陷中
口禾髎	大肠经	在面部,横平人中沟上1/3与下2/3交点,鼻孔外缘直下
耳和髎	三焦经	在头部,鬓发后缘,耳郭根的前方,颞浅动脉的后缘

(三十六)含"臑"字腧穴(3个)

臑会	三焦经	在臂后区,肩峰角下3寸,三角肌的后下缘
臑俞	小肠经	在肩胛区,腋后纹头直上,肩胛冈下缘凹陷中
臂臑	大肠经	在臂部,曲池上7寸,三角肌前缘处

(三十七)含"脉"字腧穴(4个)

瘈脉	三焦经	在头部,乳突中央,角孙与翳风沿耳轮弧形连线的上2/3与下1/3的交点处
申脉	膀胱经	在踝区,外踝尖直下,外踝下缘与跟骨之间凹陷中
带脉	胆经	在侧腹部,第11肋骨游离端垂线与脐水平线的交点上
急脉	肝经	在腹股沟区,横平耻骨联合上缘,前正中线旁开2.5寸

(三十八)含"肓"字腧穴(4个)

肓俞	肾经	在腹部,脐中旁开0.5寸
肓门	膀胱经	在腰区,第1腰椎棘突下,后正中线旁开3寸
胞肓	膀胱经	在骶区,横平第2骶后孔,骶正中嵴旁开3寸
膏肓	膀胱经	在脊柱区,第4胸椎棘突下,后正中线旁开3寸

(三十九)含"阴"字腧穴(15个)

阴郄	心经	在前臂前区,腕掌侧远端横纹上0.5寸,尺侧腕屈肌腱的桡侧缘
阴谷	肾经	在膝后区,腘横纹上,半腱肌肌腱外侧缘
阴都	肾经	在上腹部,脐中上4寸,前正中线旁开0.5寸
阴市	胃经	在股前区,髌底上3寸,股直肌肌腱外侧缘
阴包	肝经	在股前区,髌底上4寸,股薄肌与缝匠肌之间
阴廉	肝经	在股前区,气冲直下2寸

（续表）

阴交	任脉	在下腹部,脐中下 1 寸,前正中线上
会阴	任脉	在会阴区,男性在阴囊根部与肛门连线的中点,女性在大阴唇后联合与肛门连线的中点
独阴	奇穴	在足底,第 2 趾的跖侧远端趾间关节的中点
至阴	膀胱经	在足趾,小趾末节外侧,趾甲根角侧后方 0.1 寸(指寸)
阴陵泉	脾经	在小腿内侧,胫骨内侧髁下缘与胫骨内侧缘之间的凹陷中
三阴交	脾经	在小腿内侧,内踝尖上 3 寸,胫骨内侧缘后际
厥阴俞	膀胱经	在脊柱区,第 4 胸椎棘突下,后正中线旁开 1.5 寸
头窍阴	胆经	在头部,耳后乳突的后上方,从天冲到完骨的弧形连线(其弧度与耳郭弧度相应)的上 2/3 与下 1/3 交点处
足窍阴	胆经	在足趾,第 4 趾末节外侧,趾甲根角侧后方 0.1 寸(指寸)

（四十）含"阳"字腧穴（20 个）

阳谷	小肠经	在腕后区,尺骨茎突与三角骨之间的凹陷中
阳池	三焦经	在腕后区,腕背侧远端横纹上,指伸肌腱的尺侧缘凹陷中
阳溪	大肠经	在腕区,腕背侧远端横纹桡侧,桡骨茎突远端,解剖学"鼻烟窝"凹陷中
阳交	胆经	在小腿外侧,外踝尖上 7 寸,腓骨后缘

（续表）

阳辅	胆经	在小腿外侧,外踝尖上 4 寸,腓骨前缘
阳白	胆经	在头部,眉上 1 寸,瞳孔直上
阳纲	膀胱经	在脊柱区,第 10 胸椎棘突下,后正中线旁开 3 寸
至阳	督脉	在脊柱区,第 7 胸椎棘突下凹陷中,后正中线上
冲阳	胃经	在足背,第 2 跖骨基底部与中间楔状骨关节处,可触及足背动脉
商阳	大肠经	在手指,食指末节桡侧,指甲根角侧上方 0.1 寸(指寸)
委阳	膀胱经	在膝部,腘横纹上,股二头肌腱的内侧缘
合阳	膀胱经	在小腿后区,腘横纹下 2 寸,腓肠肌内、外侧头之间
跗阳	膀胱经	在小腿后区,昆仑直上 3 寸,腓骨与跟腱之间
会阳	膀胱经	在骶区,尾骨端旁开 0.5 寸
当阳	奇穴	在头部,瞳孔直上,前发际上 1 寸
太阳	奇穴	在头部,眉梢与目外眦之间,向后约一横指的凹陷中
阳陵泉	胆经	在小腿外侧,腓骨头前下方凹陷中
膝阳关	胆经	在膝部,股骨外上髁后上缘,股二头肌腱与髂胫束之间的凹陷中
腰阳关	督脉	在脊柱区,第 4 腰椎棘突下凹陷中,后正中线上
三阳络	三焦经	在前臂后区,腕背侧远端横纹上 4 寸,尺、桡骨间隙中点

(四十一)含"气"字腧穴(7个)

气舍	胃经	在胸锁乳突肌区,锁骨上小窝,锁骨胸骨端上缘,胸锁乳突肌胸骨头与锁骨头中间的凹陷中
气户	胃经	在胸部,锁骨下缘,前正中线旁开4寸
气冲	胃经	在腹股沟区,耻骨联合上缘,前正中线旁开2寸,动脉搏动处
气穴	肾经	在下腹部,脐中下3寸,前正中线旁开0.5寸
气海	任脉	在下腹部,脐中下1.5寸,前正中线上
气端	奇穴	在足趾,十趾端的中央,距趾甲游离缘0.1寸(指寸),左右共10穴
气海俞	膀胱经	在脊柱区,第3腰椎棘突下,后正中线旁开1.5寸

(四十二)含"神"字腧穴(9个)

神阙	任脉	在脐区,脐中央
神庭	督脉	在头部,前发际正中直上0.5寸
神道	督脉	在脊柱区,第5胸椎棘突下凹陷中,后正中线上
神门	心经	在腕前区,腕掌侧远端横纹尺侧端,尺侧腕屈肌腱的桡侧缘
神藏	肾经	在胸部,第2肋间隙,前正中线旁开2寸
神封	肾经	在胸部,第4肋间隙,前正中线旁开2寸
神堂	膀胱经	在脊柱区,第5胸椎棘突下,后正中线旁开3寸
本神	胆经	在头部,前发际上0.5寸,头正中线旁开3寸
四神聪	奇穴	在头部,百会前后左右各旁开1寸,共4穴

(四十三)含"灵"字腧穴(5个)

灵台	督脉	在脊柱区,第6胸椎棘突下凹陷中,后正中线上
灵墟	肾经	在胸部,第3肋间隙,前正中线旁开2寸
灵道	心经	在前臂前区,腕掌侧远端横纹上1.5寸,尺侧腕屈肌腱的桡侧缘
青灵	心经	在臂前区,肘横纹上3寸,肱二头肌的内侧沟中
承灵	胆经	在头部,前发际上4寸,瞳孔直上

(四十四)含"悬"字腧穴(4个)

悬枢	督脉	在脊柱区,第1腰椎棘突下凹陷中,后正中线上
悬钟	胆经	在小腿外侧,外踝尖上3寸,腓骨前缘
悬颅	胆经	在头部,从头维至曲鬓的弧形连线(其弧度与鬓发弧度相应)的中点处
悬厘	胆经	在头部,从头维至曲鬓的弧形连线(其弧度与鬓发弧度相应)的上3/4与下1/4的交点处

(四十五)含"上"字腧穴(7个)

上脘	任脉	在上腹部,脐中上5寸,前正中线上
上星	督脉	在头部,前发际正中直上1寸
上廉	大肠经	在前臂,肘横纹下3寸,阳溪与曲池连线上
上关	胆经	在面部,颧弓上缘中央凹陷中
上髎	膀胱经	在骶区,正对第1骶后孔中
上巨虚	胃经	在小腿外侧,犊鼻下6寸,犊鼻与解溪连线上
上迎香	奇穴	在面部,鼻翼软骨与鼻甲的交界处,近鼻翼沟上端处

(四十六)含"中"字腧穴(21 个)

中庭	任脉	在胸部,剑胸结合中点处,前正中线上
中脘	任脉	在上腹部,脐中上 4 寸,前正中线上
中极	任脉	在下腹部,脐中下 4 寸,前正中线上
中枢	督脉	在脊柱区,第 10 胸椎棘突下凹陷中,后正中线上
中府	肺经	在胸部,横平第 1 肋间隙,锁骨下窝外侧,前正中线旁开 6 寸
中冲	心包经	在手指,中指末端最高点
中渚	三焦经	在手背,第 4、5 掌骨间,第 4 掌指关节近端凹陷中
中封	肝经	在踝区,内踝前,胫骨前肌肌腱的内侧缘凹陷中
中都	肝经	在小腿内侧,内踝尖上 7 寸,胫骨内侧面的中央
中渎	胆经	在股部,腘横纹上 7 寸,髂胫束后缘
中注	肾经	在下腹部,脐中下 1 寸,前正中线旁开 0.5 寸
中髎	膀胱经	在骶区,正对第 3 骶后孔中
中泉	奇穴	在前臂后区,腕背侧远端横纹上,指总伸肌腱桡侧凹陷中
中魁	奇穴	在手指,中指背面,近侧指间关节的中点处
膻中	任脉	在胸部,横平第 4 肋间隙,前正中线上
脊中	督脉	在脊柱区,第 11 胸椎棘突下凹陷中,后正中线上
乳中	胃经	在胸部,乳头中央
彧中	肾经	在胸部,第 1 肋间隙,前正中线旁开 2 寸
委中	膀胱经	在膝后区,腘横纹中点
中膂俞	膀胱经	在骶区,横平第 3 骶后孔,骶正中嵴旁开 1.5 寸
肩中俞	小肠经	在脊柱区,第 7 颈椎棘突下,后正中线旁开 2 寸

（四十七）含"下"字腧穴（7个）

下脘	任脉	在上腹部,脐中上2寸,前正中线上
下廉	大肠经	在前臂,肘横纹下4寸,阳溪与曲池连线上
下髎	膀胱经	在骶区,正对第4骶后孔中
下关	胃经	在面部,颧弓下缘中央与下颌切迹之间凹陷中
下巨虚	胃经	在小腿外侧,犊鼻下9寸,犊鼻与解溪连线上
下极俞	奇穴	在腰区,第3腰椎棘突下
胃脘下俞	奇穴	在脊柱区,横平第8胸椎棘突下,后正中线旁开1.5寸

（四十八）含"前"字腧穴（2个）

前谷	小肠经	在手指,第5掌指关节尺侧远端赤白肉际凹陷中
前顶	督脉	在头部,前发际正中直上3.5寸

（四十九）含"后"字腧穴（2个）

后溪	小肠经	在手内侧,第5掌指关节尺侧近端赤白肉际凹陷中
后顶	督脉	在头部,后发际正中直上5.5寸

（五十）含"内"字腧穴（4个）

内庭	胃经	在足背,第2、3趾间,趾蹼缘后方赤白肉际处
内迎香	奇穴	在鼻孔内,鼻翼软骨与鼻甲交界的黏膜处
内膝眼	奇穴	在膝部,髌韧带内侧凹陷处的中央
内踝尖	奇穴	在踝区,内踝的最凸起处

(五十一)含"外"字腧穴(6个)

外陵	胃经	在下腹部,脐中下1寸,前正中线旁开2寸
外丘	胆经	在小腿外侧,外踝尖上7寸,腓骨前缘
外关	三焦经	在前臂后区,腕背侧远端横纹上2寸,尺骨与桡骨间中点
外劳宫	奇穴	在手背,第2、3掌骨间,掌指关节后0.5寸(指寸)凹陷中
外踝尖	奇穴	在踝区,外踝的最凸起处
肩外俞	小肠经	在脊柱区,第1胸椎棘突下,后正中线旁开3寸

(五十二)含"大"字腧穴(13个)

大椎	督脉	在脊柱区,第7颈椎棘突下凹陷中,后正中线上
大陵	心包经	在腕前区,腕掌侧远端横纹中,掌长、桡侧腕屈肌腱之间
大敦	肝经	在足趾,大趾末节外侧,趾甲根角侧后方0.1寸(指寸)
大都	脾经	在足趾,第1跖趾关节远端赤白肉际凹陷中
大包	脾经	在胸外侧区,第6肋间隙,在腋中线上
大横	脾经	在腹部,脐中旁开4寸
大迎	胃经	在面部,下颌角前方,咬肌附着部的前缘凹陷中,面动脉搏动处
大巨	胃经	在下腹部,脐中下2寸,前正中线旁开2寸

（续表）

大钟	肾经	在跟区,内踝后下方,跟骨上缘,跟腱附着部前缘凹陷中
大赫	肾经	在下腹部,脐中下4寸,前正中线旁开0.5寸
大杼	膀胱经	在脊柱区,第1胸椎棘突下,后正中线旁开1.5寸
大肠俞	膀胱经	在脊柱区,第4腰椎棘突下,后正中线旁开1.5寸
大骨空	奇穴	在手指,拇指背面,指间关节的中点处

（五十三）含"太"字腧穴（6个）

太渊	肺经	在腕前区,桡骨茎突与舟状骨之间,拇长展肌腱尺侧凹陷中
太白	脾经	在跖区,第1跖趾关节近端赤白肉际凹陷中
太乙	胃经	在上腹部,脐中上2寸,前正中线旁开2寸
太冲	肝经	在足背,第1、2跖骨间,跖骨底结合部前方凹陷中,或触及动脉搏动
太溪	肾经	在踝区,内踝尖与跟腱之间的凹陷中
太阳	奇穴	在头部,眉梢与目外眦之间,向后约一横指的凹陷中

（五十四）含"巨"字腧穴（6个）

巨阙	任脉	在上腹部,脐中上6寸,前正中线上
巨骨	大肠经	在肩胛区,锁骨肩峰端与肩胛冈之间凹陷中
巨髎	胃经	在面部,横平鼻翼下缘,瞳孔直下
大巨	胃经	在下腹部,脐中下2寸,前正中线旁开2寸
上巨虚	胃经	在小腿外侧,犊鼻下6寸,犊鼻与解溪连线上
下巨虚	胃经	在小腿外侧,犊鼻下9寸,犊鼻与解溪连线上

(五十五)含"突"字腧穴(3 个)

天突	任脉	在颈前区,胸骨上窝中央,前正中线上
扶突	大肠经	在胸锁乳突肌区,横平喉结,胸锁乳突肌前、后缘中间
水突	胃经	在颈部,横平环状软骨,胸锁乳突肌前缘

(五十六)含"少"字腧穴(5 个)

少商	肺经	在手指,拇指末节桡侧,指甲根角侧上方0.1寸(指寸)
少冲	心经	在手指,小指末节桡侧,指甲根角侧上方0.1寸(指寸)
少府	心经	在手掌,横平第5掌指关节近端,第4、5掌骨之间
少海	心经	在肘前区,横平肘横纹,肱骨内上髁前缘
少泽	小肠经	在手指,小指末节尺侧,指甲根角侧上方0.1寸(指寸)

(五十七)含"小"字腧穴(3 个)

小海	小肠经	在肘后区,尺骨鹰嘴与肱骨内上髁之间凹陷处
小肠俞	膀胱经	在骶区,横平第1骶后孔,骶正中嵴旁开1.5寸
小骨空	奇穴	在手指,小指背面,近侧指间关节的中点处

(五十八)含"天"字腧穴(16 个)

天突	任脉	在颈前区,胸骨上窝中央,前正中线上
天府	肺经	在臂前区,腋前纹头下 3 寸,肱二头肌桡侧缘处
天池	心包经	在胸部,第 4 肋间隙,前正中线旁开 5 寸
天泉	心包经	在臂前区,腋前纹头下 2 寸,肱二头肌的长、短头之间
天井	三焦经	在肘后区,肘尖上 1 寸凹陷中
天髎	三焦经	在肩胛区,肩胛骨上角骨际凹陷中
天牖	三焦经	在颈部,横平下颌角,胸锁乳突肌的后缘凹陷中
天鼎	大肠经	在颈部,横平环状软骨,胸锁乳突肌后缘
天宗	小肠经	在肩胛区,肩胛冈中点与肩胛骨下角连线的上 1/3 与下 2/3 交点凹陷中
天窗	小肠经	在颈部,横平喉结,胸锁乳突肌的后缘
天容	小肠经	在颈部,下颌角后方,胸锁乳突肌的前缘凹陷中
天冲	胆经	在头部,耳根后缘直上,入发际 2 寸
天溪	脾经	在胸部,第 4 肋间隙,前正中线旁开 6 寸
天枢	胃经	在腹部,横平脐中,前正中线旁开 2 寸
天柱	膀胱经	在颈后区,横平第 2 颈椎棘突上际,斜方肌外缘凹陷中
通天	膀胱经	在头部,前发际正中直上 4 寸,旁开 1.5 寸

(五十九)含"地"字腧穴(3 个)

地机	脾经	在小腿内侧,阴陵泉下 3 寸,胫骨内侧缘后际
地仓	胃经	在面部,口角旁开 0.4 寸(指寸)
地五会	胆经	在足背,第 4、5 跖骨间,第 4 跖趾关节近端凹陷中

(六十)含"风"字腧穴(6 个)

风府	督脉	在颈后区,枕外隆凸直下,两侧斜方肌之间凹陷中
风池	胆经	在颈后区,枕骨之下,胸锁乳突肌上端与斜方肌上端之间的凹陷中
风市	胆经	在股部,直立垂手,掌心贴于大腿时,中指尖所指凹陷中,髂胫束后缘
翳风	三焦经	在颈部,耳垂后方,乳突下端前方凹陷中
秉风	小肠经	在肩胛区,肩胛冈中点上方冈上窝中
八风	奇穴	在足背,第 1~5 趾间,趾蹼缘后方赤白肉际处,左右共 8 穴

(六十一)含"水"字腧穴(5 个)

水分	任脉	在上腹部,脐中上 1 寸,前正中线上
水沟	督脉	在面部,人中沟的上 1/3 与中 1/3 交点处
水突	胃经	在颈部,横平环状软骨,胸锁乳突肌前缘
水道	胃经	在上腹部,脐中上 1 寸,前正中线上
水泉	肾经	在跟区,太溪直下 1 寸,跟骨结节内侧凹陷中

(六十二)含"石"字腧穴(2个)

石门	任脉	在下腹部,脐中下2寸,前正中线上
石关	肾经	在上腹部,脐中上3寸,前正中线旁开0.5寸

(六十三)含"商"字腧穴(4个)

商阳	大肠经	在手指,食指末节桡侧,指甲根角侧上方0.1寸(指寸)
商曲	肾经	在上腹部,脐中上2寸,前正中线旁开0.5寸
商丘	脾经	在踝区,内踝前下方,舟骨粗隆与内踝尖连线中点凹陷中
少商	肺经	在手指,拇指末节桡侧,指甲根角侧上方0.1寸(指寸)

(六十四)含"二"字腧穴(2个)

二间	大肠经	在手指,第2掌指关节桡侧远端赤白肉际处
二白	奇穴	在前臂前区,腕掌侧远端横纹上4寸,桡侧腕屈肌腱的两侧,一肢2穴

(六十五)含"三"字腧穴(6个)

三间	大肠经	在手背,第2掌指关节桡侧近端凹陷中
手三里	大肠经	在前臂,肘横纹下2寸,阳溪与曲池连线上
三阳络	三焦经	在前臂后区,腕背侧远端横纹上4寸,尺骨与桡骨间隙中点
三阴交	脾经	在小腿内侧,内踝尖上3寸,胫骨内侧缘后际
足三里	胃经	在小腿外侧,犊鼻下3寸,犊鼻与解溪连线上
三焦俞	膀胱经	在脊柱区,第1腰椎棘突下,后正中线旁开1.5寸

(六十六)含"四"字腧穴(5 个)

四渎	三焦经	在前臂后区,肘尖下 5 寸,尺骨与桡骨间隙中点
四白	胃经	在面部,眶下孔处
四满	肾经	在下腹部,脐中下 2 寸,前正中线旁开 0.5 寸
四缝	奇穴	在手指,第 2~5 指掌面近侧指间关节横纹中央,一手 4 穴
四神聪	奇穴	在头部,百会前后左右各旁开 1 寸,共 4 穴

(六十七)含"五"字腧穴(5 个)

五处	膀胱经	在头部,前发际正中直上 1 寸,旁开 1.5 寸
五枢	胆经	在下腹部,横平脐下 3 寸,髂前上棘内侧
手五里	大肠经	在臂部,肘横纹上 3 寸,曲池与肩髃连线上
足五里	肝经	在股前区,气冲直下 3 寸,动脉搏动处
地五会	胆经	在足背,第 4、5 跖骨间,第 4 跖趾关节近端凹陷中

(六十八)含"八"字腧穴(3 个)

八邪	奇穴	在手背,第 1~5 指间,指蹼缘后方赤白肉际处,左右共 8 穴
八风	奇穴	在足背,第 1~5 趾间,趾蹼缘后方赤白肉际处,左右共 8 穴
八髎	膀胱经	在骶区,正对第 1、2、3、4 骶后孔中

（六十九）含其他数字腧穴（4个）

十宣	奇穴	在手指，十指尖端，距指甲游离缘0.1寸（指寸），左右共10穴
百会	督脉	在头部，前发际正中直上5寸
百虫窝	奇穴	在股前区，髌底内侧端上3寸
十七椎	奇穴	在腰区，第5腰椎棘突凹陷中

（七十）含"承"字腧穴（8个）

承浆	任脉	在面部，颏唇沟的正中凹陷处
承泣	胃经	在面部，眼球与眶下缘之间，瞳孔直下
承满	胃经	在上腹部，脐中上5寸，前正中线旁开2寸
承灵	胆经	在头部，前发际上4寸，瞳孔直上
承光	膀胱经	在头部，前发际正中直上2.5寸，旁开1.5寸
承扶	膀胱经	在股后区，臀沟的中点
承筋	膀胱经	在小腿后区，腘横纹下5寸，腓肠肌两肌腹之间
承山	膀胱经	在小腿后区，腓肠肌两肌腹与肌腱交角处

（七十一）含"曲"字腧穴（8个）

曲骨	任脉	在下腹部，耻骨联合上缘，前正中线上
曲泽	心包经	在肘前区，肘横纹上，肱二头肌腱的尺侧缘凹陷中
曲池	大肠经	在肘区，尺泽与肱骨外上髁连线的中点处
曲垣	小肠经	在肩胛区，肩胛冈内侧端上缘凹陷中

（续表）

曲泉	肝经	在膝部,腘横纹内侧端,半腱肌肌腱内缘凹陷中
曲鬓	胆经	在头部,耳前鬓角发际后缘与耳尖水平线的交点处
曲差	膀胱经	在头部,前发际正中直上 0.5 寸,旁开 1.5 寸
商曲	肾经	在上腹部,脐中上 2 寸,前正中线旁开 0.5 寸

（七十二）含"白"字腧穴（8 个）

侠白	肺经	在臂前区,腋前纹头下 4 寸,肱二头肌桡侧缘处
隐白	脾经	在足趾,大趾末节内侧,趾甲根角侧后方 0.1 寸（指寸）
太白	脾经	在跖区,第 1 跖趾关节近端赤白肉际凹陷中
四白	胃经	在面部,眶下孔处
阳白	胆经	在头部,眉上 1 寸,瞳孔直上
浮白	胆经	在头部,耳后乳突的后上方,从天冲至完骨的弧形连线（其弧度与耳郭弧度相应）的上 1/3 与下 2/3 交点处
二白	奇穴	在前臂前区,腕掌侧远端横纹上 4 寸,桡侧腕屈肌腱的两侧,一肢 2 穴
白环俞	膀胱经	在骶区,横平第 4 骶后孔,骶正中嵴旁开 1.5 寸

(七十三)含"会"字腧穴(8 个)

会阴	任脉	在会阴区,男性在阴囊根部与肛门连线的中点,女性在大阴唇后联合与肛门连线的中点
会阳	膀胱经	在骶区,尾骨端旁开 0.5 寸
会宗	三焦经	在前臂后区,腕背侧远端横纹上 3 寸,尺骨的桡侧缘
囟会	督脉	在头部,前发际正中直上 2 寸
百会	督脉	在头部,前发际正中直上 5 寸
臑会	三焦经	在臂后区,肩峰角下 3 寸,三角肌的后下缘
听会	胆经	在面部,耳屏间切迹与下颌骨髁突之间的凹陷中
地五会	胆经	在足背,第 4、5 跖骨间,第 4 跖趾关节近端凹陷中

(七十四)含"阙"字腧穴(2 个)

巨阙	任脉	在上腹部,脐中上 6 寸,前正中线上
神阙	任脉	在脐区,脐中央

(七十五)含"缺"字腧穴(2 个)

缺盆	胃经	在颈外侧区,锁骨上大窝,锁骨上缘凹陷中,前正中线旁开 4 寸
列缺	肺经	在前臂,腕掌侧远端横纹上 1.5 寸,拇短伸肌腱与拇长展肌腱之间,拇长展肌腱沟的凹陷中

(七十六)含"满"字腧穴(2 个)

承满	胃经	在上腹部,脐中上 5 寸,前正中线旁开 2 寸
四满	肾经	在下腹部,脐中下 2 寸,前正中线旁开 0.5 寸

(七十七)含"迎"字腧穴(4 个)

迎香	大肠经	在面部,鼻翼外缘中点旁,鼻唇沟中
人迎	胃经	在颈部,横平喉结,胸锁乳突肌前缘,颈总动脉搏动处
上迎香	奇穴	在面部,鼻翼软骨与鼻甲的交界处,近鼻翼沟上端处
内迎香	奇穴	在鼻孔内,鼻翼软骨与鼻甲交界的黏膜处

(七十八)含"泣"字腧穴(3 个)

承泣	胃经	在面部,眼球与眶下缘之间,瞳孔直下
头临泣	胆经	在头部,前发际上 0.5 寸,瞳孔直上
足临泣	胆经	在足背,第 4、5 跖骨底结合部的前方,第 5 趾长伸肌腱外侧凹陷中

(七十九)含动植物名腧穴(11 个)

攒竹	膀胱经	在面部,眉头凹陷中,额切迹处
鸠尾	任脉	在上腹部,剑胸结合下 1 寸,前正中线上
伏兔	胃经	在股前区,髌底上 6 寸,髂前上棘与髌底外侧端的连线上
犊鼻	胃经	在膝前区,髌韧带外侧凹陷中
蠡沟	肝经	在小腿内侧,内踝尖上 5 寸,胫骨内侧面的中央
鱼际	肺经	在手外侧,第 1 掌骨桡侧中点赤白肉际处
鱼腰	奇穴	在头部,瞳孔直上,眉毛中
鹤顶	奇穴	在膝前区,髌底中点的上方凹陷中
百虫窝	奇穴	在股前区,髌底内侧端上 3 寸
丝竹空	三焦经	在面部,眉梢凹陷中
口禾髎	大肠经	在面部,横平人中沟上 1/3 与下 2/3 交点,鼻孔外缘直下

(八十)含日月星球名腧穴(4 个)

日月	胆经	在胸部,第 7 肋间隙中,前正中线旁开 4 寸
上星	督脉	在头部,前发际正中直上 1 寸
球后	奇穴	在面部,眶下缘外 1/4 与内 3/4 交界处
太阳	奇穴	在头部,眉梢与目外眦之间,向后约一横指的凹陷中

(八十一)含常用工具名腧穴(9 个)

胃仓	膀胱经	在脊柱区,第 12 胸椎棘突下,后正中线旁开 3 寸
地仓	胃经	在面部,口角旁开 0.4 寸(指寸)
箕门	脾经	在股前区,髌底内侧端与冲门的连线上 1/3 与下 2/3 交点,长收肌和缝匠肌交角的动脉搏动处
漏谷	脾经	在小腿内侧,内踝尖上 6 寸,胫骨内侧缘后际
梁丘	胃经	在股前区,髌底上 2 寸,股外侧肌与股直肌肌腱之间
梁门	胃经	在上腹部,脐中上 4 寸,前正中线旁开 2 寸
缺盆	胃经	在颈外侧区,锁骨上大窝,锁骨上缘凹陷中,前正中线旁开 4 寸
华盖	任脉	在胸部,横平第 1 肋间隙,前正中线上
玉枕	膀胱经	在头部,横平枕外隆凸上缘,后发际正中线旁开 1.3 寸

附录　常用歌赋

一、十二经气血多少歌

多气多血经须记,手足阳明大肠胃;
少血多气有六经,少阳少阴太阴配;
多血少气共四经,手足太阳厥阴记。

二、井荥输原经合歌

少商鱼际与太渊,经渠尺泽肺相连,
商阳二三间合谷,阳溪曲池大肠牵。
隐白大都太白脾,商丘阴陵泉要知,
历兑内庭陷谷胃,冲阳解溪三里随。
少冲少府属于心,神门灵道少海寻,
少泽前谷后溪腕,阳谷小海小肠经。
涌泉然谷与太溪,复溜阴谷肾所宜,
至阴通谷束京骨,昆仑委中膀胱知。
中冲劳宫心包络,大陵间使传曲泽,
关冲液门中渚焦,阳池支沟天井索。
大敦行间太冲看,中封曲泉属于肝,
窍阴侠溪临泣胆,丘墟阳辅阳陵泉。

三、十五络穴歌

人身络脉一十五,我今逐一从头举:
手太阴络为列缺,手少阴络即通里,
手厥阴络为内关,手太阳络支正是,
手阳明络偏历当,手少阳络外关位,
足太阳络号飞扬,足阳明络丰隆记,
足少阳络为光明,足太阴络公孙寄,
足少阴络名大钟,足厥阴络蠡沟配,
阳督之络号长强,阴任之络号尾翳,
脾之大络为大包,十五络名君须记。

四、四总穴歌

肚腹三里留,腰背委中求,头项寻列缺,面口合谷收。

五、回阳九针歌

哑门劳宫三阴交,涌泉太溪中脘接,
环跳三里合谷并,此是回阳九针穴。

六、八会穴歌

腑会中脘脏章门,筋会阳陵髓绝骨;
骨会大杼气膻中,血会膈俞脉太渊。

七、八脉交会八穴歌

公孙冲脉胃心胸,内关阴维下总同;
临泣胆经连带脉,阳维目锐外关逢;
后溪督脉内眦颈,申脉阳跷络亦通;
列缺任脉行肺系,阴跷照海膈喉咙。

八、八脉八穴歌

1. 公孙
九种心疼涎闷,结胸翻胃难停,酒食积聚胃肠鸣,水食气疾膈病。脐痛腹疼胁胀,肠风疟疾心疼,胎衣不下血迷心,泄泻公孙立应。

2. 内关
中满心胸痞胀,肠鸣泄泻脱肛,食难下膈酒来伤,积块坚横胁抢。妇女胁疼心痛,结胸里急难当,伤寒不解结胸膛,疟疾内关独当。

3. 临泣
手足中风不举,痛麻发热拘挛,头风痛肿项腮连,眼肿赤疼头旋。齿痛耳聋咽肿,浮风瘙痒筋牵,腿疼胁胀肋肢偏,临泣针时有验。

4. 外关
肢节肿疼膝冷,四肢不遂头风,背胯内外骨筋攻,头项眉棱皆痛。手足热麻盗汗,破伤眼肿睛红,伤寒自汗表烘烘,独会外关为重。

5. 后溪
手足拘挛战掉,中风不语痫癫,头疼眼肿泪涟涟,腿膝背腰痛遍。项强伤寒不解,牙齿腮肿喉咽,手麻足麻破伤牵,盗汗后溪先砭。

6. 申脉
腰背屈强腿肿,恶风自汗头疼,雷头赤目痛眉棱,手足麻挛臂冷。吹乳耳聋鼻衄,痫癫肢节烦憎,遍身肿满汗头淋,申脉先针有应。

7. 列缺
痔疟便肿泄痢,唾红溺血咳痰,牙疼喉肿小便难,心胸腹疼饮噎。产后发强不语,腰痛血疾脐寒,死胎不下膈中寒,列缺乳痈多散。

8. 照海
喉塞小便淋涩,膀胱气痛肠鸣,食黄酒积腹脐并,呕泻胃番便紧。难产昏迷积块,肠风下血常频,膈中快气气痃侵,照海有功必定。

九、孙思邈十三鬼穴歌

百邪癫狂所为病,针有十三穴须认。凡针之体先鬼宫,次针鬼信无不应。

一一从头逐一求,男从左起女从右。一针人中鬼宫停,左边下针右出针。

第二手大指甲下,名鬼信刺三分深。三针足大趾甲下,名曰鬼垒入二分。

四针掌后大陵穴,入寸五分为鬼心。五针申脉为鬼路,火针三下七锃锃。

第六却寻大椎上,入发一寸名鬼枕。七刺耳垂下五分,名曰鬼床针要温。

八针承浆名鬼市,从左出右君须记。九针间使为鬼窟,十针上星名鬼堂。

十一阴下缝三壮,女玉门头为鬼藏。十二曲池名鬼臣,火针仍要七锃锃。

十三舌头当舌中,此穴须名是鬼封。手足两边相对刺,若逢孤穴只单通。

此是先师真妙诀,狂猖恶鬼走无踪。

十、天星十二穴并治杂病歌

三里内庭穴,曲池合谷接。委中配承山,太冲昆仑穴。
环跳与阳陵,通里并列缺。合担用法担,合截用法截。
三百六十穴,不出十二诀。治病如神灵,浑如汤泼雪。
北斗降真机,金锁教开彻。至人可传授,匪人莫浪说。

1. 三里

三里膝眼下,三寸两筋间。能通心腹胀,善治胃中寒;
肠鸣并泄泻,腿肿膝胻酸,伤寒羸瘦损,气蛊及诸般。
年过三旬后,针灸眼便宽。取穴当审的,八分三壮安。

2. 内庭
内庭次趾外,本属足阳明。能治四肢厥,喜静恶闻声;
瘾疹咽喉痛,数欠及牙疼,疟疾不能食,针着便惺惺。

3. 曲池
曲池拱手取,屈肘骨边求。善治肘中痛,偏风手不收。
挽弓开不得,筋缓莫梳头;喉闭促欲死,发热更无休,
遍身风癣癫,针着即时瘳。

4. 合谷
合谷在虎口,两指歧骨间。头疼并面肿,疟病热还寒,
齿龈鼻衄血,口噤不开言。针入五分深,令人即便安。

5. 委中
委中曲䐐里,横纹脉中央。腰痛不能举,沉沉引脊梁,
酸痛筋莫展,风痹复无常;膝头难伸屈,针入即安康。

6. 承山
承山名鱼腹,腨肠分肉间。善治腰疼痛,痔疾大便难;
脚气并膝肿,辗转战疼酸;霍乱及转筋,穴中刺便安。

7. 太冲
太冲足大趾,节后二寸中,动脉知生死,能医惊痫风;
咽喉并心胀,两足不能动;七疝偏坠肿,眼目似云蒙,
亦能疗腰痛,针下有神功。

8. 昆仑
昆仑足外踝,跟骨上边寻。转筋腰尻痛,暴喘满冲心;
举步行不得,一动即呻吟。若欲求安乐,须于此穴针。

9. 环跳
环跳在髀枢,侧卧屈足取。折腰莫能顾,冷风并湿痹;
腿胯连腨痛,转侧重欷歔。若人针灸后,顷刻病消除。

10. 阳陵泉
阳陵居膝下,外廉一寸中。膝肿并麻木,冷痹及偏风,
举足不能起,坐卧似衰翁。针入六分止,神功妙不同。

11. 通里
通里腕侧后,去腕一寸中。欲言声不出,懊恼及怔忡,

实则四肢重,头腮面颊红;虚则不能食,暴喑面无容,
毫针微微刺,方信有神功。

12. 列缺

列缺腕侧上,次指手交叉。善疗偏头患,遍身风痹麻;
痰涎频壅上,口噤不开牙。若能明补泻,应手疾如拿。

十一、经穴分寸歌

手太阴肺经经穴歌

LU 十一是肺经,起于中府少商停,胸肺疾患咳嗽喘,咯
血发热咽喉痛。中府乳上数三肋,云门锁骨下窝寻,二
穴相差隔一肋,距胸中线六寸平,天府腋下三寸取,侠
白府下一寸擒,尺泽肘中肌腱处,孔最腕上七寸凭,列
缺交叉食指尽,经渠寸口动脉动,太渊掌后横纹上,鱼
际大鱼骨边中,少商穴存大指外,去指甲角韭叶明。

手阳明大肠经经穴歌

LI 二十手大肠,起于商阳止迎香,头面眼鼻口齿喉,皮
肤神热与胃肠,商阳食指桡侧角,二间握拳节前方,三
间握拳节后取,合谷虎口歧骨当,阳溪腕上两筋陷,偏
历腕上三寸良,温溜腕后上五寸,池前四寸下廉乡,池
下三寸上廉穴,三里池下二寸长,曲池尺泽髁中央,肘
髎肱骨内廉旁,池上三寸寻五里,臂臑三角肌前缘,肩
髃肩峰举臂取,巨骨肩尖骨陷当,天鼎环骨肌后缘,扶
突肌中结喉旁,禾髎孔外平水沟,鼻旁唇沟取迎香。

足阳明胃经经穴歌

ST 四五是胃经,起于承泣厉兑停,胃肠血病与神志,
头面热病五官病,承泣下眶边缘上,四白穴在眶下孔,
巨髎鼻旁直瞳子,地仓吻旁四分灵,大迎肌前动脉处,
颊车咬肌高处迎,下关张口骨支起,头维四五旁神庭,
人迎结喉旁动脉,水突环骨肌前行,肌间气舍锁骨上,
缺盆锁骨上窝中,气户锁下一肋上,相去中线四寸平,
库房屋翳膺窗接,都隔一肋乳中停,乳根乳下一肋中,

胸部诸穴要记清,不容巨阙旁二寸,其下承满与梁门,
关门太乙滑肉门,天枢脐旁二寸平,外陵大巨水道穴,
归来气冲曲骨邻,髀关髂下耻骨下,伏兔膝上六寸中,
阴市膝上方三寸,梁丘膝上二寸呈,膝外下陷是犊鼻,
膝下三寸三里迎,膝下六寸上巨虚,膝下八寸条口行,
再下一寸下巨虚,条外一指是丰隆,解溪跗上系鞋处,
冲阳跗上动脉凭,陷谷跖趾关节后,次中趾缝寻内庭,
厉兑次趾外甲角,四十五穴要记清。

足太阴脾经经穴歌

ST 二一是脾经,起于隐白大包终,脾胃肠腹泌尿好,
五脏生殖血舌病,隐白大趾内甲角,大都节前陷中寻,
太白节后白肉际,基底前下是公孙,商丘内踝前下找,
踝上三寸三阴交,踝上六寸漏谷是,陵下三寸地机朝,
膝内辅下阴陵泉,血海股内肌头间,箕门髌底冲门连,
髌上三分之二见,冲门腹沟动脉外,冲上斜七府舍连,
横下三寸是腹结,脐旁四寸大横穴,腹哀建里旁四寸,
中庭旁六食窦全,天溪胸乡周荣上,四肋三肋二肋间,
脾之大络大包穴,腋中线上六肋间。

手少阴心经经穴歌

HT 九穴是心经,起于极泉止少冲,心病神志与血病,
烦热悸汗皆可用,极泉腋窝动脉牵,青灵肘上三寸见,
少海骨髁纹头间,灵道掌后一寸半,通里掌后一寸间,
阴郄五分在掌后,神门横纹肌腱内,少府握拳小指尖,
少冲小指桡侧边。

手太阳小肠经经穴歌

SI 十九手小肠,少泽听宫起止详,头项耳目咽喉病,热
病神志液病良,少泽小指尺甲角,前谷泽后节前方,后
溪握拳节后取,腕骨腕前骨陷当,阳谷三角骨上取,养
老转手髁空藏,支正腕后上五寸,小海二骨之中央,肩
贞纹头上一寸,臑俞贞上骨下方,天宗冈下窝中取,秉
风冈上窝中央,曲垣胛冈内上缘,陶道旁三外俞彰,大

椎旁二中俞穴,天窗扶后大筋旁,天容耳下曲颊后,颧髎颧骨下廉乡,听宫之穴归何处,髁后屏前陷中央。

足太阳膀胱经经穴歌

BL 六十七膀胱经,起于睛明至阴终,脏腑头面筋痔腰,热病神志身后凭,内眦上外是睛明,眉头陷中攒竹取,眉冲直上旁神庭,曲差庭旁一寸半,五处直后上星平,承光通天络却穴,后行俱是寸半程,玉枕脑户旁寸三,天柱筋外平哑门,再下脊旁寸半寻,第一大杼二风门,三椎肺俞四厥阴,心五督六膈俞七,九肝十胆仔细分,十一脾俞十二胃,十三三焦十四肾,气海十五大肠六,七八关元小肠俞,十九膀胱廿中膂,廿一椎旁白环俞,上次中下四髎穴,骶骨两旁骨陷中,尾骨之旁会阳穴,承扶臀下横纹中,殷门扶下六寸当,浮郄委阳上一寸,委阳腘窝外筋旁,委中腘窝纹中央,第二侧线再细详,以下夹脊开三寸,二三附分魄户当,四椎膏肓神堂五,六七谚语膈关藏,第九魂门阳纲十,十一意舍二胃仓,十三肓门四志室,十九胞肓廿一秩边,小腿各穴牢牢记,纹下二寸寻合阳,纹下五寸承筋当,,承山腨下分肉藏,飞扬外踝上七寸,跗阳踝上三寸良,昆仑外踝跟腱间,仆参昆下跟骨外,外踝下缘申脉穴,踝前骰陷金门乡,大骨前下寻京骨,关节之后束骨良,通谷节前陷中好,至阴小趾外甲角。六十七穴分三段,头后中外次第找。

足少阴肾经经穴歌

KI 二十七肾经属,起于涌泉止俞府,肝心脾肺膀胱肾,肠腹泌尿生殖喉,足心凹陷是涌泉,舟骨之下取然谷,太溪内踝跟腱间,大钟溪泉稍后主,水泉太溪下一寸,照海踝下凹陷处,复溜踝上二寸取,交信溜前胫骨后,踝上五寸寻筑宾,半腱肌外取阴谷,从腹中线开半寸,横骨平取曲骨沿,大赫气穴并四满,中注肓俞平脐看,商曲又凭下脘取,石关阴都通谷言,幽门适当巨阙

侧,诸穴均在肋隙间,步廊却近中庭穴,神封灵墟神藏
间,彧中俞府锁骨下,都隔一肋仔细研。

手厥阴心包经经穴歌

PC 心包手厥阴,起于天池中冲尽,心胸肺胃效皆好,
神志血病亦可寻,天池乳外旁一寸,天泉腋下二寸循,
曲泽腱内横纹上,郄门去腕五寸寻,间使腕后方三寸,
内关掌后二寸停,掌后纹中大陵在,两条肌腱标准明,
劳宫屈指掌心取,中指末端是中冲。

手少阳三焦经经穴歌

TE 二三三焦经,起关冲止丝竹空,头侧耳目热神志,
腹胀水肿遗尿癃,关冲无名尺侧角,液门握拳指缝寻,
中渚关节后凹陷,阳池腕表有陷凹,腕上二寸取外关,
支沟腕上三寸安,会宗三寸尺骨缘,三阳络在四寸间,
肘下五寸寻四渎,肘上一寸天井见,肘上二寸清泠渊,
消泺肘上五寸间,臑会三角肌后下,肩髎肩峰后下陷,
天髎肩胛骨上角,天牖平颔肌后缘,乳突前下取翳风,
下三分之一瘈脉,上三分之一颅息,角孙发际平耳尖,
耳门屏上切迹前,和髎耳根前指宽,丝竹空穴在何处?
眼眶外缘眉梢陷。

足少阳胆经经穴歌

GB 四四足少阳,头侧耳目鼻喉恙,起瞳子髎止窍阴,
身侧神志热妇良,外眦五分瞳子髎,听会屏间前陷乡,
上关颧弓上缘取,以下五穴细推商,头维胃经连颔厌,
悬颅悬厘在下方,曲鬓发际平角孙,头维曲鬓串一行,
五穴间隔均相等,率谷入发寸半量,天冲率后距五分,
浮白耳尖后寸乡,头窍阴穴乳突上,完骨乳突后下方,
本神神庭三寸旁,阳白眉上一寸量,入发五分头临泣,
瞳孔直上取之良,目窗正营及承灵,相距寸寸寸半量,
脑空池上平脑户,粗隆上缘外两旁,风池耳后平风府,
颅底筋外有陷凹,肩井颈七肩峰间,渊腋腋下四肋现,
辄筋腋前横一寸,日月乳下三肋现,京门十二肋骨端

带脉章下平脐看，五枢髂前上棘前，略下五分维道见，
居髎髂前转子取，环跳髀枢陷中间，风市垂手中指尽，
腘上七寸中渎陈，阳关骨髁后上缘，小头前下阳陵泉，
阳交外丘骨后前，外踝尖上七寸看，光明踝五阳辅四，
悬钟三寸骨前缘，外踝前下丘墟寻，临泣四趾本节扪，
侠溪穴与地五会，跖趾关节前后寻，四趾外端足窍阴，
四十四穴仔细吟。

足厥阴肝经经穴歌

LR 十四是肝经，起于大敦期门终，肝胆脾胃前阴病，
疝气妇科病亦灵，大敦大趾外甲角，行间纹端趾缝寻，
太冲关节后凹陷，踝前筋内取中封，踝上五寸蠡沟穴，
中都踝上七寸擒，膝关阴陵后一寸，曲泉屈膝横纹尽，
阴包膝上方四寸，五里气冲下三寸，阴廉气二动脉中，
急脉阴旁二寸半，十一肋端下章门，乳下二肋期门寻。

督脉穴歌

GV 督脉二九良，起长强止印堂上，脑病为主次分段，
急救热病及肛肠，尾骨之端是长强，骶管裂孔取腰俞，
十六阳关平髋量，命门十四三悬枢，十一椎下脊中藏，
十椎中枢九筋缩，七椎之下乃至阳，六灵台五神道穴，
三椎之下身柱藏，陶道一椎之下取，大椎就在一椎上，
哑门入发五分处，风府枕下宛中当，粗隆上缘寻脑户，
强间户上寸半量，后顶再上一寸半，百会七寸宛中央，
前顶囟会俱寸五，上星入发一寸量，神庭五分入发际，
素髎鼻尖准头乡，水沟人中沟上取，兑端唇上尖端取，
龈交上唇系带藏，眉头之间印堂穴，督脉背头正中行。

任脉穴歌

CV 任脉二四呈，起于会阴承浆停，强壮为主次分段，
泌尿生殖作用宏。会阴两阴中间取，曲骨耻骨联合
上，中极关元石门穴，每穴相距一寸均，气海脐下一寸
半，脐下一寸阴交明，肚脐中央名神阙，脐上诸穴一寸
匀，水分下脘与建里，中脘上脘巨阙行，鸠尾歧骨下一

寸,中庭剑胸结合中,膻中正在两乳间,玉堂紫宫华盖重,再上一肋璇玑穴,胸骨上窝天突通,廉泉颌下舌骨上,承浆唇下宛宛中。

十二、标幽赋

拯救之法,妙用者针。察岁时于天道,定形气于予心。春夏瘦而刺浅,秋冬肥而刺深。不穷经络阴阳,多逢刺禁;既论脏腑虚实,须向经寻。

原夫起自中焦,水初下漏。太阴为始,至厥阴而方终;穴出云门,抵期门而最后。正经十二,别络走三百余支;正侧仰伏,气血有六百余候。手足三阳,手走头而头走足;手足三阴,足走腹而胸走手。要识迎随,须明逆顺。

况夫阴阳,气血多少为最。厥阴太阳,少气多血;太阴少阴,少血多气。而又气多血少者,少阳之分;气盛血多者,阳明之位。先详多少之宜,次察应至之气。轻滑慢而未来,沉涩紧而已至。既至也,量寒热而留疾;未至者,据虚实而候气。气之至也,如鱼吞钩饵之沉浮;气未至也,如闲处幽堂之深邃。气速至而速效,气迟至而不治。

观夫九针之法,毫针最微,七星上应,众穴主持。本形金也,有蠲邪扶正之道;短长水也,有决凝开滞之机;定刺象木,或斜或正;口藏比火,进阳补羸。循机扪而可塞以象土,实应五行而可知。然是三寸六分,包含妙理;虽细桢于毫发,同贯多歧。可平五脏之寒热,能调六腑之虚实。拘挛闭塞,遣八邪而去矣;寒热痹痛,开四关而已之。凡刺者,使本神朝而后入;既刺也,使本神定而气随。神不朝而勿刺,神已定而可施。定脚处,取气血为主意;下手处,认水木是根基;天地人三才也,涌泉同璇玑、百会;上中下三部也,大包与天枢、地机。阳跷、阳维并督带,主肩背腰腿在表之病;阴跷、阴维、任、冲脉,去心腹胁肋在里之疑。二陵、二跷、二交,似续而交五大;两间、两商、两井,相依而别两支。

大抵取穴之法,必有分寸;先审自意,次观肉分。或伸屈而得之,或平直而安定。在阳部筋骨之侧,陷下为真;在阴分郄腘之间,动脉相应。取五穴用一穴而必端,取三经用一经而可正。头部与肩部详分,督脉与任脉易定。明标与本,论刺深刺浅之经;住痛移疼,取相交相贯之迳。岂不闻脏腑病,而求门、海、俞、募之微;经络滞,而求原、别、交、会之道。更穷四根三结,依标本而刺无不痊;但用八法、五门,分主客而针无不效。八脉始终连八会,本是纪纲;十二经络十二原,是为枢要。一日取六十六穴之法,方见幽微;一时取一十二经之原,始知要妙。

原夫补泻之法,非呼吸而在手指;速效之功,要交正而识本经。交经缪刺,左有病而右畔取;泻络远针,头有病而脚上针。巨刺与缪刺各异,微针与妙刺相通。观部分而知经络之虚实,视沉浮而辨脏腑之寒温。

且夫先令针耀,而虑针损;次藏口内,而欲针温。目无外观,手如握虎;心无内慕,如待贵人。左手重而多按,欲令气散;右手轻而徐入,不痛之因。空心恐怯,直立侧而多晕;背目沉掐,坐卧平而没昏。推于十干、十变,知孔穴之开阖;论其五行、五脏,察日时之旺衰。伏如横弩,应若发机。阴交阳别而定血晕,阴跷、阳维而下胎衣。痹厥偏枯,迎随俾经络接续;漏崩带下,温补使气血依归。静以久留,停针待之。必准者,取照海治喉中之闭塞;端的处,用大钟治心内之呆痴。大抵疼痛实泻,痒麻虚补。体重节痛而输居,心下痞满而井主。心胀咽痛,针太冲而必除;脾冷胃疼,泻公孙而立愈。胸满腹痛刺内关,胁疼肋痛针飞虎(支沟)。筋挛骨痛而补魂门;体热劳嗽而泻魄户。头风头痛,刺申脉与金门;眼痒眼痛,泻光明与地五。泻阴郄止盗汗,治小儿骨蒸;刺偏历利小便,医大人水蛊。中风环跳而宜刺,虚损天枢而可取。

由是午前卯后,太阴生而疾温;离左酉南,月朔死而速冷。循扪弹弩,留吸母而坚长;爪下伸提,疾呼子而嘘短。动退空歇,迎夺右而泻凉;推内进搓,随济左而补暖。

慎之!大患危疾,色脉不顺而莫针;寒热风阴,饥饱醉劳而切忌。望不补而晦不泻,弦不夺而朔不济。精其心而穷其法,无灸艾而坏其皮;正其理而求其原,免投针而失其位。避灸处而加四肢,四十有九;禁刺处而除六俞,二十有二。

抑又闻高皇抱疾未瘥,李氏刺巨阙而后苏;太子暴死为厥,越人针维会而复醒。肩井、曲池,甄权刺臂痛而复射;悬钟、环跳,华佗刺躄足而立行。秋夫针腰俞而鬼免沉疴;王纂针交俞而妖精立出。取肝俞与命门,使瞽士视秋毫之末;刺少阳与交别,俾聋夫听夏蚋之声。

嗟夫!去圣逾远,此道渐坠。或不得意而散其学,或恣其能而犯禁忌。愚庸智浅,难契于玄言;至道渊深,得之者有几?偶述斯言,不敢示诸明达者焉,庶几乎童蒙之心启。